子どもの心に響く 歯みがき**習慣**指導

心理学を活かした

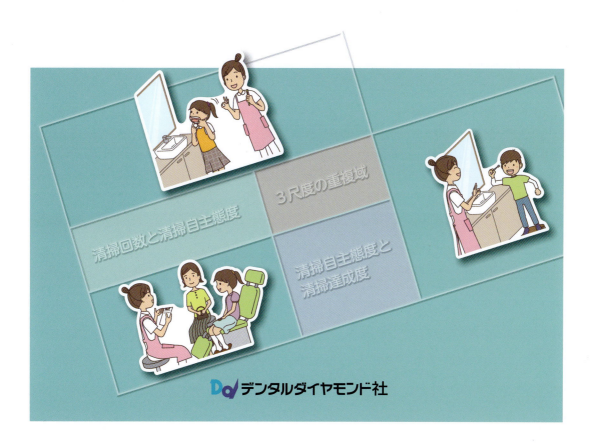

推薦のことば

　著者の鯨井先生の狙いは、歯みがき指導において「自主性」を最大のポイントとすることである。「いつまで仕上げみがきをするのですか」、「みがきなさいと言わないと、歯ブラシをしない」などの母親の悩みから、子どもたちの歯ブラシ行動を"教育"として考えると、「これでよいのか」と著者は問題視している。共感できる姿勢である。

　医療効率を第一にすると、トップダウンの管理型になりやすいが、著者の臨床に対する姿勢は、それをよしとしない。自主性にかかわる要素を分析し、教育学や心理学を応用して問題解決の方法を探り、臨床で実践を重ねてきた集大成が本書である。既存のモデルに当てはめるのではなく、あくまで臨床から問題点を拾い、解決策を探っていく姿勢である。これは本書の最もユニークな部分である。

　一見、混沌としている現象でも、深く分析すればいくつかの原理に辿り着き、事の本質が浮かんでくる。学問探究の王道であるが、今度はそれを実践の場で効果的に行うには、臨床現場での多様性に柔軟に合わせなければならない。理論と実践において、いつも出てくる問題である。

　後半の実践部分では、その原理を踏まえつつ、臨床での工夫が展開される。そこで垣間見られるのは、実際に指導を担当される歯科衛生士らの熱心なかかわりである。おそらくは、実践と検討を繰り返す永い試行錯誤の時期もあったと想像される。診療室で、子どもや保護者たちとの豊かな会話が交わされたのであろう。その姿を伝える診療室での事例報告は、一つ一つがユニークであるが、後に続く者にとっては大いなる指針になると考える。主体性について考えるときに、たいへん参考になる書籍である。

　子どもたちを主体的な行動に駆り立てるには、手間がかかる。その手間を惜しんでは、行動の変容は達成できない。診療室の総合力が必要である。指導を担当したスタッフがそれに費やした時間は、実際の診療室でかかわる時間の何倍にもなるであろう。そのコミュニケーションのあり方も、子どもたちの主体性を育む要因と考える。歯みがき指導に新しい道を提示した鯨井先生に、歯科衛生士の視点も含めた診療室での生き生きとした雰囲気を伝える次の機会も期待したい。

2019年10月

丸森　英史

刊行にあたって

　開業以来、歯みがき指導のあり方に関心をもってきました。初めは、スタッフと症例を見ながら解決策を見出せない堂々巡りの話し合いでした。当時、「学童の指導は、丁寧に教えればわかってもらえて、歯みがき技術も身についていくもの」と考えていました。

　数年が経ち、あるときふと「何か重要な情報を知らずに指導をしているのではないか」と思いました。これが機縁となり、統計解析を行い、その過程で学童期の歯みがき習慣の3つの尺度（清掃回数、清掃自主態度、清掃達成度）に着目し、尺度間の相互関係を示す図形を見つけました。これには角があるので、「歯みがきダイヤ」と呼んでいます（P.16参照）。この図形は、子どもの歯みがき習慣の概形と指導の順序を示すものです。3尺度を観察することで、習慣行動の問題点を客観的に診ることができます。

　指導の対象となる習慣の問題は、歯みがき技術だけでは解くことのできないものです。歯科では、歯みがきを主にう蝕や歯周病を予防するための方法として捉えていますが、生活習慣を身につけさせるという観点からは教育として考えるので、深い意味をもつものになります。このことは、新たな指導方法を必要とし、「歯ミガキ合言葉」、「自主態度を育成する会話」、「歯みがき順序」を作りました。習慣指導を支援するこれらの方法は、指導を受ける子どもの心のあり方に繋がります。

　心理学の「自己決定理論」では、「動機づけ」を理解するために他律から自律までの状況を6段階で捉えています。この考えを適用すると、歯みがき指導の際に子どもの心を診ることができます。丁寧に指導してもうまく受け止められない状態から、心のあり方をモニターしながら、受け入れやすい心の状態（やる気）へと移行させることができます。指導中に効果を確認できるので、歯科衛生士にとってもやりがいのあるところです。

　このように、習慣という視点から歯みがき行動を見ると、背後にそれを醸成する家庭教育が見えます。本書では、習慣を基軸として歯みがき教育を考え、従来の指導を補い、さらに新たな課題に対して取り組む姿勢を示したいと思います。

2019年10月

鯨井　正夫

目 次

1章 歯みがき習慣の3尺度：子どもの行動を診る
- 01 母親による歯みがきの訴え
  ── 新たな対応の必要性を示唆 ……… 8
- 02 よい歯みがき習慣を身につけている子どもは、清掃自主態度がとれる ……… 13
- 03 母親は先回りするのが大好き ……… 18
- 04 女子は男子より習慣を身につけやすい ……… 22
- 05 清掃自主態度と学力 ……… 26

2章 清掃自主態度の育成：子どもの心を診る
- 01 清掃自主態度を育成する ……… 32
- 02 自己決定理論 ……… 36
- 03 「やる気」を誘う ……… 40
- 04 努力をほめる ……… 47
- 05 「やる気」を促進させる ……… 50
- 06 歯みがき指導は教わるのか、教えるのか？ ……… 54

3章 習慣形成を目指して
- 01 習慣化 ……… 58
- 02 習慣化には"好ましい時期"がある ……… 60

4章　指導の実践
- **01** 歯みがき習慣指導の実践 …… 66
- **02** 子どもの歯みがき状況を詳しく知る …… 72
- **03** 歯みがき習慣形成への干渉 …… 78
- **04** なぜ母親は3回みがくのに、子どもは1回しかみがかないのか？ …… 84

5章　症例
- **01** 清掃達成度が低い子ども …… 90
- **02** 親に言われてみがく子ども …… 98

結びと展望 …… 108
あとがき …… 111

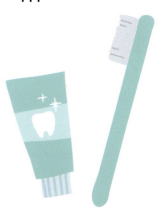

1章
歯みがき習慣の3尺度：
子どもの行動を診る

01 母親による歯みがきの訴え
―― 新たな対応の必要性を示唆

> POINT！　学童期の歯みがき習慣は、しつけ教育の問題を含むこともある

歯みがき習慣とは

　子どもの歯みがき習慣とは、成長過程でどのように形成されているのでしょうか。歯みがき行動は"習慣"であるため、それが1日やそこらで作られるものでないことはあきらかです。

　子どもの歯みがき習慣は、乳幼児期に養育者（おもに母親）による習慣づけに始まり、心身の成長の時間軸のなかで、年単位の長い時間をかけて形成されます。本人によるものでは性格や特性が、家庭環境では両親や祖父母、兄弟がそれぞれもっている歯みがき習慣や言動が関係してきます。さらに外部環境では、小学校で行われる歯みがき行動などの影響を受け、徐々に形成されていきます（図1）。そして、この時期に確立された口腔保健行動は、成人になってもあまり変化することなく持続するといわれています[1]。

　このような習慣形成の流れのなかで、来院した母親が語るさまざまな状況は、学童の場合、7～12年の時間をかけて形成された、これまでの「結果」といえます。よって、母親の言葉（図2）に真摯に耳を傾けて内容を分析することで、歯みがきのしつけ教育において、努力の末に母親が何に悩み、何を問題と捉えているのかを知ることができます。

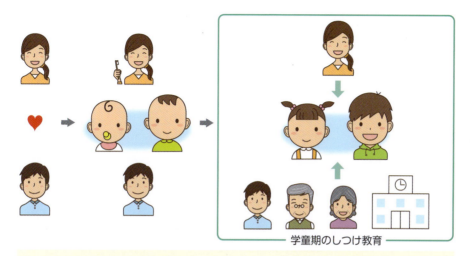

- 本人の性格や特性
- 乳幼児期から年単位の長い時間をかけて形成される
- 家族構成員の言動と周囲環境の影響を受ける

図❶　成長の時間軸からみる、歯みがき習慣の形成

歯みがき習慣を形成する際の3つの問題点

　実際に収集した多種多様な母親の訴えを整理すると、**図3**に示すように、大きく3つのグループの習慣に分けられます。
① 1日の歯みがき回数
② 自ら進んでみがくか
③ しっかりとみがけているか
　たとえば、母親から寄せられる言葉には、次のようなものがあります。
「寝る前に歯をみがいてと、いつも言っている」
「子どもはもう10歳だが、いつまで仕上げみがきをすればよいのか？」

1章 歯みがき習慣の3尺度：子どもの行動を診る

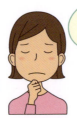

子どもはもう10歳なのに、いつまで仕上げみがきをするのか

こちらがいくら言ってもみがかない

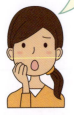

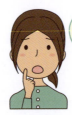

みがき終わっていても、確認のために声かけをしている

他にもいろいろ……

- 風呂場でみがく
- 「うざい」と言われる
- 湯船に浸かりながらみがく
- 朝は忙しいのでみがかない
- よくみがいている
- 私と夫で交代でみがいてあげる（子どもにはみがかせない）
- 家中をうろうろしながらみがく
- 2日に1回みがく
- 夜だけみがいてあげる
- 父親が「みがきなさい」と言う
- 夜だけみがく
- 息子は30秒くらいであっという間にみがく
- 仕上げみがきをいつも行う
- 私は1日に3回みがくのに、息子は1回しかみがかない
- テレビを見ながらみがいている
- 台所でみがく
- 「歯をみがいて」といつも言っている
- ときどきみがいているようだ
- 家族みんなでみがく
- 階段に座ってみがく
- 祖母に面倒をみてもらっている
- 不器用だ
- 電動歯ブラシを使っている
- 家ではみがかない
- 5分くらいみがいている
- 歯磨剤を使わない
- 朝だけみがく
- おおざっぱにみがく

図❷　子どもの歯みがきについて、母親たちは語る……

1日の歯みがき回数

- 夜だけみがく
- 私は1日に3回みがくのに、息子は1回しかみがかない
- 朝は忙しいのでみがかない
- 家ではみがかない
- ときどきみがいているようだ
- 朝だけみがく
- 2日に1回みがく

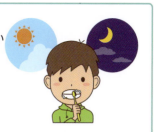

自ら進んでみがくか

- 「歯をみがいて」といつも言っている
- 仕上げみがきをいつも行う
- こちらがいくら言ってもみがかない
- 「うざい」と言われる
- 夜だけみがいてあげる　・家族みんなでみがく
- 祖母に面倒をみてもらっている
- 子どもはもう10歳なのに、いつまで仕上げみがきをするのか
- 私と夫で交代でみがいてあげる（子どもにはみがかせない）
- みがき終わっていても、確認のため声かけをしている
- 父親が「みがきなさい」と言う

しっかりとみがけているか

- よくみがいている
- 息子は30秒くらいであっという間にみがく
- テレビを見ながらみがいている
- 風呂場でみがく
- 湯船に浸かりながらみがく
- 家中をうろうろしながらみがく
- おおざっぱにみがく
- 電動歯ブラシを使っている
- 台所でみがく　・不器用だ
- 5分くらいみがいている
- 階段に座ってみがく
- 歯磨剤を使わない

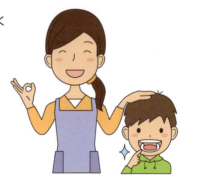

図❸　母親の言葉の分類。その言葉の多くが、「1日の歯みがき回数」、「自ら進んでみがくか」、「しっかりとみがけているか」の3つのグループに分類できる

「私が２、３回言ってようやく歯みがきを始める。言ってもみがかないときもある」

「小さいころは私の言うことをよく聞いていたのに、近ごろは歯をみがくように注意すると、『うざい』と言われる」

　これらは、歯がきれいにみがけているかどうか（技術）という問題とは、異なるものです。上記の言葉は、実は子どもが"進んで歯をみがくかどうか（自主性）"について、母親が現在と将来を心配して発しているのです。

◆

　このように、学童期の歯みがき習慣には、歯みがき技術を教えるだけでは解決できない、しつけ教育の問題を含む場合があります。母親の言葉は、これまで歯科医院で行われてきた歯みがき指導に対して、新たな対応の必要性を示唆するものです。

【参考文献】
1）Listl S: Inequalities in dental attendance throughout the life-course. J Dent Res, 91: 91-97, 2012.

02 よい歯みがき習慣を身につけている子どもは、清掃自主態度がとれる

> **POINT！** 清掃自主態度（自主性）がとれるか否か（図1）は、歯みがき習慣指導の難易度に関係する

歯みがき習慣を評価する3つの尺度

　歯みがき習慣は歯のブラッシングだけでなく、関連する多くの習慣で構成されています。では、学童期にどのような歯みがき習慣を身につけていれば、好ましいのでしょうか。この習慣を探すべく、臨床の現場で多くの母子と会話を繰り返すうちに、次の3つの習慣に着目しました。
①1日のみがく回数を示す「清掃回数」
②自ら進んでみがく「清掃自主態度」

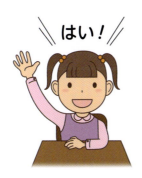

図❶　自ら行動を開始する自主態度は歯みがき習慣にも関係する

③歯みがき後の清潔度を示す「清掃達成度」[1]

　これらの習慣が、歯みがき習慣の形成状況を評価するときの規準、すなわち"尺度（ものさし）"となります。

　したがって、前項で母親サイドで示したように、母親が語る言葉の多くがこれらの尺度に分類できます。また、指導者サイドから考えても、3つの尺度で歯みがき習慣の概要を把握でき、指導目標として妥当であると判断できます。これを使った評価では、3つの尺度が十分な形成状態の場合には、口腔の良好な状態を維持できる「歯みがき習慣形成群」と考えました[1]。しかし、これが十分でないときは、「歯みがき習慣未形成群」として、指導の対象となります。

3尺度の相互関係

　3つの歯みがき尺度に関係する要因の調査と統計分析を行った結果、「清掃回数」で10項目、「清掃自主態度」で14項目、「清掃達成度」で13項目、合計で37項目を特定しました（図2）[2]。しかし、各尺度には他の尺度を構成するものが重複して含まれていたため、実際の総要因数は26項目になります。この26要因を配置した3尺度の相互関係を、図3に示します。

　図3は、歯みがき習慣の要因構造の枠組みを可視化したもので、自主態度を中央において、回数と達成度の要因の一部が相互依存する形になっています。各尺度は、個々に独立した状態にあるわけではないのです。さらに要因のなかには、2尺度間だけでなく3尺度に共通するものが2項目ありました。この2つの要因は、「進んでみがくか」と「家族全員にみがく習慣があるか」です（図3の赤色部分）。いままでは見えませんでしたが、私たちは、学童期の患者ではこのような形をした歯みがき習慣の尺度を考慮しながら、指導

02 よい歯みがき習慣を身につけている子どもは、清掃自主態度がとれる

清掃回数（10項目）
- おやつに配慮しているか
- 子どもの歯みがき回数
- 父親の歯みがき回数
- 父親は歯みがきに関心があるか
- 進んでみがくか
- 甘いもの好きか
- 就寝時間
- 母親と子どもが一緒にみがくか
- 家族全員にみがく習慣があるか
- 子どもが6歳以下のとき、みがき直しはしたか

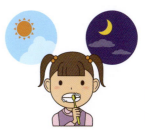

清掃自主態度（14項目）
- すみずみまでみがくか
- よく噛むか
- 落ち着きはあるか
- 自立しているか
- 男女
- 器用か
- 進んでみがくか
- 神経質か
- 父親はむし歯に関心があるか
- 父親は歯みがきに関心があるか
- 母親は几帳面か
- 子どもの歯みがき回数
- 家族全員にみがく習慣があるか
- 就寝前に飲食の習慣はあるか

清掃達成度（13項目）
- すみずみまでみがくか
- 何分みがくか
- よく噛むか
- 自立しているか
- 器用か
- 進んでみがくか
- 母親のチェックはあるか
- 神経質か
- 聞き分けはよいか
- 学校の昼食後に歯みがきがあるか
- 家族全員にみがく習慣があるか
- 父親はすみずみまでみがくか
- 母親は職に就いているか

図❷　3尺度に関係する要因。尺度を構成する要因の数は、清掃回数10項目、清掃自主態度14項目、清掃達成度13項目あるが、尺度間に重複する項目がある。緑色の項目は清掃回数と清掃自主態度、青色は清掃自主態度と清掃達成度に重複している。赤色は、清掃回数と清掃自主態度と清掃達成度の3尺度に重複している

1章　歯みがき習慣の3尺度：子どもの行動を診る

	清掃回数		
清掃回数と清掃自主態度の重複域（2項目）	3尺度の重複域（2項目）		
清掃自主態度	清掃自主態度と清掃達成度の重複域（5項目）	清掃達成度	

図❸　3尺度に関係する26要因の相互関係。図2の重複する要因を考慮して作られた図形。清掃自主態度を中央において、回数と達成度の一部要因が重複していてお互いに関係があることを示している（緑色と青色の部分は2尺度間に重複する要因。赤色の部分は、3尺度間に重複する要因）。本図は、歯みがき習慣の構造と指導の方向性を示している（参考文献[2]より引用改変）

をしていくのです。
　見方を変えて子どもに新たな習慣づけをする場合には、この要因構造はその条件や方法について考える方向を示唆しています。
　たとえば、3尺度の位置関係には、重要度を示す順序があることを示唆しています。つまり、図3では「歯みがき習慣形成群」の条件は、「十分な歯みがき回数」、「清掃自主態度がとれること」、そして「清掃状況がよいこと」と表現されるように、3つの条件が揃って初めてよい状況が作られるのですが、その要である自ら行動を開始するという清掃自主態度がとれない場合には、清掃回数と清掃達成度においてもよい状況が作りにくいことを示しています。

よい習慣に必要な自主性

　よい習慣を身につけるには、前提条件として良好な清掃自主態度が必要であることを図3は示しています。これは、一人でできるようにするという、「しつけ」の教育目標と一致しています。実際、歯みがき指導を行ってプラークが同じように付着していても、声かけの後にみがき始めるような清掃自主態度がとれない子どもは、なかなか上達せずに指導回数も多くなりますが、清掃自主態度がとれる場合は内容をよく理解し、早く上達するようです。これは指導の難易度にも関係していると考えられます。

　このような理由から、歯みがき習慣で清掃自主態度がとれない場合には、初めにこれを育成するのです。

【参考文献】

1）鯨井正夫：学童期の矯正患者をもつ家族の母親からみた歯磨き習慣について－第1報　基礎資料の検討．Orthod Waves, 59：52-60, 2000.
2）鯨井正夫：学童期の矯正患者をもつ家族の母親からみた歯磨き習慣について－第2報　数量化理論第Ⅲ類による解析．Orthod Waves, 61：289-302, 2002.

03 母親は先回りするのが大好き

> **POINT!** 言われてから行動する子は、指示を待っている

　学童期での歯みがき習慣の特徴のひとつに、自分から進んで歯みがき行動を起こさない場合があることが挙げられます（**図1**）。清掃自主態度がとれないときは、必然的に歯をみがかないことに繋がりやすくなります。実際には、このような場合、多くは母親などの他者から習慣的に「声をかけられて」、行動を開始しています。母親からの声かけの内容はさまざまで、歯みがきをしてほしいという親ならではの気持ちが反映されています（**図2**）。

文化的背景が生み出す先回りタイプの母親

　子どもを育てるということは、その養育過程で起床時に起こしてあげたり、食事を作ってあげるなどの面倒をみるといった内容が多く含まれます。これを繰り返していくうちに、子どもが要求を表出する前に、母親が察しよく「先回り」するという独特の過剰サービス[1]として、習慣化することがあります。

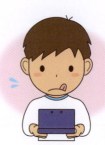
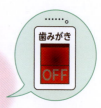

図❶　清掃自主態度がとれないと、歯みがき行動を起こさない場合がある

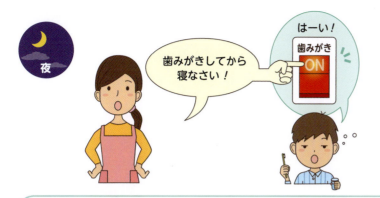

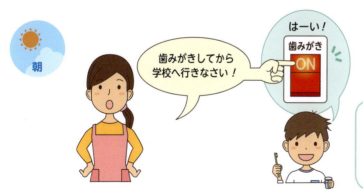

図❷　歯みがき開始を促すことば。声かけは、おもに就寝前と朝食後に行われる。その内容は、行動開始の指示、行動の確認、同じ指示を連呼する、連続する行動を2〜3つセットにして指示する、など。声かけは就寝前の眠そうにしている子どもを前にして、あるいは朝の慌ただしい状況下で発せられるもので、母親の心情を反映している。この言葉の問題点は、何年間にもわたって毎日繰り返されることである

このようなわが国の文化的背景のなかで、歯みがきなどの基本的生活習慣の教育は、「滲み込み型」と呼ばれる方法で行われているとされています[2]。欧米の家庭では言語による学校型のしつけ教育をするのに対し、わが国では言葉で教え込むのではなく、「見習わせる方法」で行っているのです。

　これは温和な方法で、言語伝達の比重が小さく、依存期間が長期化するといわれています。つまり、長期化し、それでも清掃自主態度がとれる状態にならないとき、「先回りをする声かけ」が始まると考えられます。この場合、本来の目的である「一人でできるようにする」という、育てることの目標を見失うこともあるでしょう。

　このような母親は、「"早く寝なさい"という意味で、軽い気持ちで声かけをしている」と話しています。また、「確認のために声かけしている」、「いままでの癖で言い続けてしまう」とも話しています。すなわち、こうした先回りタイプの母親は、歯をきれいにみがくという内容より、就寝や朝の出発に至るまでの「手続き」としての歯みがきに、関心を示しているのです（**図3**）。

　一方、わが子がむし歯になるのではないかという「心配や不安」にかられ、それを防ぎたいという意識を優先させて行動している母親もいます。この場合は、母親の予防意識と責任意識が高いときです。この心配性タイプの母親は、声かけだけではなく、「後みがき」を行っている場合もあります。また、声かけに信念のような考えをもつこともあり、指導をする際は、母親に対してより丁寧な対応が必要な場合があります。

先回りの言葉と身体的な自立

　このように、声かけをする母親には2つのパターンがあります。そして子どもは、いずれの場合も先回りの言葉を暗黙のうちに「言われてからすれば

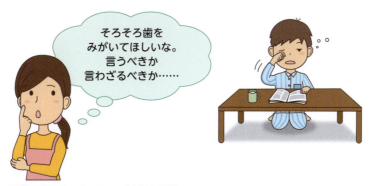

図❸ 声かけのタイミングを狙う母親

よい」、すなわち「自立をしなくてよい」という意味に受け取る可能性が高いのです。こうした状況は、歯みがきの習慣化にマイナスに作用しています。

　行動の自主性は、精神的な自立と関係があるとされます。また、自立を学ぶきっかけは、幼児期の食事や排せつなどの基本的生活習慣の学習、実践過程に始まるとされています[3]。これは身体的自立です。そして、この身体的自立を基礎にして精神的自立が始まり、さらに行動の自主性が育つのです。

　この心の発達過程を考えると、歯みがき習慣の自立（身体的自立）はあまり遅れることなく達成されるのが好ましいと考えられます。そして、子どもを自立させるには、まず母親が自立しなければならないといわれています[4]。

【参考文献】
1) 我妻 洋，原ひろ子：しつけ 第6刷．弘文堂，東京，1986：147-161．
2) 東 洋：シリーズ人間の発達12 日本人のしつけと教育―発達の日米比較にもとづいて．東京大学出版会．1994：109-135．
3) 矢野喜夫，落合正行：新心理学ライブラリ5 発達心理学への招待―人間発達の全体像をさぐる．サイエンス社，東京，1997：63-75．
4) なだ いなだ：親子って何だろう 6版．角川書店，東京，1988：93-98．

04 女子は男子より習慣を身につけやすい

　親子の言葉と行動を診る

　子どもは家族のなかで育ちます。家族とは人の集団であり、しつけ養育はこの集団のなかでおもに母親と子どもの間で行われます。このしつけのあり方は親子関係のあり方でもあるので、母親が行きすぎた世話をしてしまうと、依存性の強い子どもに育つなど、性格に影響が出ることもあります[1,2]。

女子と男子に対する期待内容の差

　たとえば複数の子どもがいる家庭で、第1子が女子で第2子が男子の家庭において、長女から弟と比べて扱いが平等でないといった不平を聞くことがあります。これについて文献では、4歳、小学校3年生、小学校6年生のいずれかの年齢の子どもをもつ母親の調査から、男子と女子の発達過程では、養育行動と期待内容にあきらかな差があるとしています[3]。つまり、母親は男子には多くのことで世話を焼き、女子には身の回りのことを自分でするように期待しているのです。

　また、家庭教育の調査[4]では、基本的生活習慣のしつけに関して、5歳ごろにはすでに女子が男子に比べて身の回りのことができる割合が高いことが報告されています。そこで、歯みがき習慣形成の男女差について考えてみた

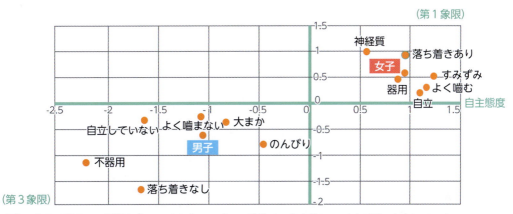

図❶　女子は男子より習慣を身につけやすい。グラフ横軸は、自主的にみがくか否かを表している。緑色の縦軸を境にして、右上には自主態度がとれる女子の特性要因が集まり、左下には自主態度がとれない男子の特性要因が分布している（参考文献5）より一部引用改変）

いと思います。

　図1は、統計処理によって得られた「清掃自主態度」についての散布図です[5]。このグラフでは、個人の自主態度に関連した特性要因が右上の第1象限と左下の第3象限の対角に分離しています。右上は自主態度がとれるグループで、「女子」に関係する要因が分布しています。左下は自主態度がとれないグループで、「男子」に関係する特性要因が分布しています。第1象限の自主態度がとれるグループでは、「落ち着きがあり、自立していて、神経質で、器用で、よく噛み、すみずみまでみがく、女子」となります。

　一方、第3象限の自主態度がとれないグループでは、「落ち着きがなく、自立しておらず、のんびりとして、不器用で、よく噛まず、大まかにみがく、男子」という表現です。

　よい歯みがき習慣は清掃自主態度がとれるものですが、この分析では「自

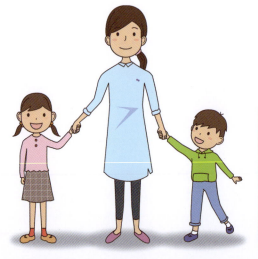

図❷　自主態度について、女子と男子それぞれにみられる特性。親子を観察することで、依存の程度がわかる

主態度」は安定感のある特性を備えた女子がとりやすく、学童期の歯みがき習慣においても、女子が男子よりよい習慣を身につけやすい傾向を示しています。実際、自主態度がとれないグループ25名中、男子が18名、女子が7名で、男子は女子の約2.6倍でした。

 指導時に必要な観察眼

このような理由から、歯科衛生士は指導をするなかで女子より男子において、期待どおりに進まない症例に多く出合うのです。

自主態度がとれない子どもの場合は、出生順位や母親の子どもに対する言葉かけや扱い、また子どもの母親への依存的な言動などを観察します（**図２**）。

そして、それが年齢に相応しいものか否かを判断します。そのうえで、母親の介入と子どもの依存の程度を知り、こちらからは状況に応じてより丁寧な対応をするようにします。

【参考文献】

1）矢野喜夫，落合正行：新心理学ライブラリ5 発達心理学への招待－人間発達の全体像をさぐる．サイエンス社，東京，1997：49-62.
2）内田伸子：新心理学ライブラリ2 幼児心理学への招待－子供の世界づくり．サイエンス社，東京，1992：237-255.
3）詫摩武俊，瀧本孝雄，鈴木乙史，松井 豊：新心理学ライブラリ9 性格心理学への招待－自分を知り他者を理解するために．サイエンス社，東京，1992：107-137.
4）日本女子社会教育会：家庭教育に関する国際比較調査報告書 第1版．日本女子社会教育会，東京，1995：68-100.
5）鯨井正夫：学童期の矯正患者をもつ家族の母親からみた歯磨き習慣について－第2報：数量化理論第Ⅲ類による解析．Orthod Waves，61：289-302，2002.

05 清掃自主態度と学力

> POINT！ 自ら行動を起こして歯をみがく子どもは学力が高い

 ### 自発性の尊重と依存化の発生

　幼児期に、親が子どもの自発性を尊重する触れ合いをすると、学ぶ意欲や自発的な探索欲が高くなるといわれています[1]。逆に、子どもが言葉による指示を受けて行動するなど、母親の先回りする行動が長く続くと、心に依存化が起こるとされています[2,3]。この依存化が強いと、注意力、知覚力、記憶力などの発達が遅れ、課題に適切に対処する力が低下する可能性があります。すなわち、依存化が強い場合には、課題に対してつまずくとすぐに諦めたり、自分のことを自分でできないなどが多くなる傾向があります。この場合、健康管理や問題解決のための生活スキルが低く、学校生活の満足度が低下するといわれています[4]。このようなことから、多くの情報処理を要する学校での学習においても、依存化が影響を与える可能性が考えられます。

　歯みがきのしつけにおいては、中学生になっても母親を主とする家人に習慣的に声をかけられて歯をみがく習慣未形成群の生徒が少なからずいます。そこで、声をかけられて歯みがき行動を開始する生徒と学力との関係を調査しました。

　図1および図2は、それぞれ中学1年生105名と2年生114名を対象とし

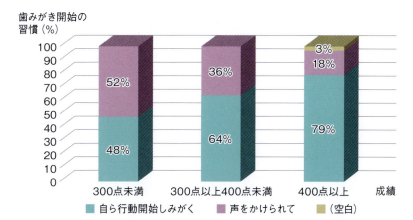

図❶ 歯みがき自主態度と成績の関係。1年生（n=105）。成績は、5教科500満点での得点である。得点が300点未満のグループでは、生徒の52％が声をかけられているが、400点以上のグループでは自ら行動開始するものが79％を占める（許可を得て掲載）

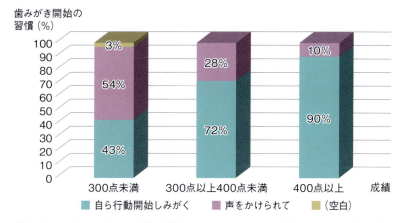

図❷ 歯みがき自主態度と成績の関係。2年生（n=114）。得点が300点未満のグループでは、生徒の54％が声をかけられているが、400点以上のグループでは自ら行動開始するものが90％を占める（許可を得て掲載）

て、歯みがき開始の習慣（自ら行動を開始する人、母親の声かけのある人）と学校の成績との関係を示しています。図1から、中学1年生の成績優秀グループでは、79％の生徒が自ら行動を開始しています。一方、成績の振るわないグループでは、半数を超える52％の生徒が声をかけられて行動していました。

2年生では、成績優秀グループの中で自ら行動を開始する人は90％に達していました。成績の振るわないグループでは、54％の生徒が声をかけられて行動していて1年生と類似した傾向がみられました。このことから、2学年において成績優秀グループでは自ら行動を開始する生徒が多く、その傾向は学年が上がるにつれて顕著になります。

この結果が意味することは、歯みがき開始の声かけのある家庭では、たとえば「勉強を始めなさい！」といわれるなど、他の生活内容においても声をかけられて行動をしている可能性があります。その場合、歯みがきの声かけは氷山の一角のようなものです（図3）。この視点に立つと、歯みがきを自ら行動を開始するか否かは、生徒の依存した生活態度をある程度推測する指標となる可能性があります。学力を上げる観点からは、依存化した生活部分を少しでも減らすために清掃自主態度の育成が必要であり、歯みがきの自律は中学期以前のもっと早い時期が望ましいといえます。

【参考文献】

1) 内田伸子, 浜野隆：しつけスタイルは学力基盤力の形成に影響するか. 平成23年お茶の水女子大学人間発達研究センター年報 第4号, 2011：27-41.
2) 柏木恵子：幼児期における「自己」の発達. 東京大学出版会, 東京, 1988.
3) 内田伸子：新心理学ライブラリ2 幼児心理学への招待―子供の世界づくり. サイエンス社, 東京, 1992：237-255.
4) 国立青少年教育振興機構：子供に必要な生活スキルとは.「子供の生活力に関する実態調査」報告書, 2015.

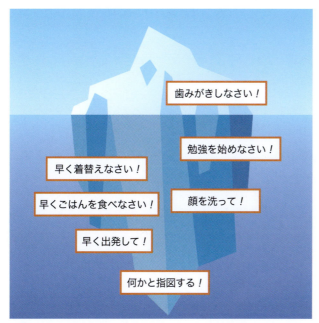

図❸　歯みがき自主態度と家庭における依存化の関係。声かけには、行動を促す言葉が多い

	清掃回数	
清掃回数と清掃自主態度の重複域（2項目）	3尺度の重複域（2項目）	清掃達成度
清掃自主態度	清掃自主態度と清掃達成度の重複域（5項目）	

2章
清掃自主態度の育成：
子どもの心を診る

01 清掃自主態度を育成する

> **POINT!** 子どもの出番をつくる

自主性と母親による声かけの関係

　これまで、学童期の歯みがき習慣を構成する「清掃回数」、「清掃自主態度」、「清掃達成度」の3尺度の相互関係から、自ら行動を開始する「清掃自主態度（自主性）」が、よい歯みがき習慣の要であることを述べてきました。

　行動の自主性の獲得は、幼児期の食事作法や排せつなどの基本的生活習慣の自立を学習、実践する過程に始まるとされます[1]。そして自立が進むにつれて、親子関係もそれまでの親への全面依存から、自分を見守る養育者の関係に変わっていくのです。

　自主性は、このような関係性の変化のなかで身につけていくものですが、長い時間を経ても歯みがき習慣の自立が達成できないときがあります。このような場合、多くは歯をみがかせるために、おもに母親が先回りをして習慣的に「声をかけて」開始の指示をしています。

　このような歯みがき習慣未形成群の子どもに対して、母親と歯みがきについての「会話」をすることで、自ら行動を開始する「清掃自主態度」を育成する方法を紹介します[2]。

清掃自主態度を育成する会話

　この方法は、7〜12歳の子どもを対象にしています。
　子どもが自ら行動開始をしないとき、母親は食後や就寝前に次のような「声かけ」をしています。

> 母親　　「歯をみがいて！」
> 子ども　「はーい！」

　この会話では、子どもの行動開始のスイッチを母親が入れています。これに対して、清掃自主態度を育成する会話は以下のとおりです。

> 子ども　「お母さーん！　歯みがき、してくるよ！」
> 母親　　「はい、どーぞ！」

　この会話では、「歯みがき、してくるよ」と子どもが母親より先に行動の"意志"を示す言葉を発するので、本人が行動開始のスイッチを入れることになります（図1）。学童期には注意、知覚、記憶の発達が進みますが、これに先立つ幼児期後半ごろから、自分のなかのもう一人の自分が行動している自分をモニターして「気づいて」、行動できるようになります[3,4]。子どもが気づいて会話の初めにこの言葉を発することで、自ら行動を決定する選択を頻回に行える環境になります。したがって、この行動の意志を示す言葉を繰り返し発することは、「清掃自主態度」を育成すると考えられます。
　そして、その子どもの発声行動に対して母親は同意するのみとなります。子どもには、先にこの言葉を言えば母親からの「声かけ」がなくなることを

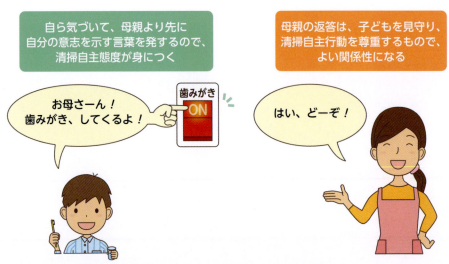

図❶　母親より先に行動の意志を示すことで、子ども本人が行動開始のスイッチを入れる

伝えます。会話は夕食の終了時に行います。

　また、会話の初めに子どもの言う「歯みがき、してくるよ」は、「自己教示」の言葉でもあります。「自己教示」とは、本人が自分自身に言語指示を与えて行動の遂行能力を向上させるものです[5]。この発声により、この後行うブラッシングの清掃内容が向上することを期待しています。

 ### 自主的行動を尊重する

　一方、母親は子どもの言葉を聞いて安心します。「会話」の回数が増すにつれて、母親は自分の役割が子どもの発声を期待して待つことになったことを知ります。母親の「はい、どーぞ」という返答は、子どもを見守り、自主的

行動を尊重する言葉であり、子どもを信頼することに繋がると考えられます。

　すなわちこの方法では、子どもが一人で清掃自主態度を獲得するための努力をするのではなく、周囲にいる重要な人物（母親）と言葉によって気持ちを通わせながら、清掃自主態度の獲得と安心できるよい関係性を作ることになります[4]。そして、この清掃自主態度の育成と他者との関係性の改善は、「やる気」を起こしやすくするといわれています[6,7]。

　このように母親との「会話」は、子どもの「清掃自主態度」を育成するとともに、「ブラッシング内容の向上」と母子間の「関係性」を改善し、「やる気」を出しやすい環境を作るのです。

【参考文献】
1) 矢野喜夫, 落合正行：新心理学ライブラリ5 発達心理学への招待－人間発達の全体像をさぐる. サイエンス社, 東京, 1997：63-75.
2) 鯨井正夫：子どもの心に響く歯みがき指導－Part 2 親から言われて磨く子どもの歯みがき指導. デンタルダイヤモンド, 41(15)：74-79, 2016.
3) 小嶋秀夫：新心理学ライブラリ3 児童心理学への招待－学童期の発達と生活. サイエンス社, 東京, 1997：62-81.
4) 内田伸子：新心理学ライブラリ2 幼児心理学への招待－子供の世界づくり. サイエンス社, 東京, 1992：84-89, 237-255.
5) D Stipeck: Motivation to learn From theory to practice. 3rd ed. Allyn and Bacon, Massachusetts, 1998: 39-52.
6) 上淵 寿（編著）：動機づけ研究の最前線. 北大路書房, 京都, 2004：30-60.
7) 伊藤崇達（編著）：やる気を育む心理学. 北樹出版, 東京, 2007：95-100.

02 自己決定理論

> POINT！　心のあり方を「やる気」が出る方向へと導く

 どうすればやる気が出る？

　臨床現場では、歯みがき指導を行う際、子どものやる気や動機づけがしばしば問題となります。これらの言葉には、「やる気が出る」、「やる気がない」などの表現が使われ、いずれも子どもが歯みがきを行うときの自律性に関係する心の状態を示すものです。心にやる気が出ると、理解力や行動力が急速に向上してみがき方も上手になります。この考えにもとづいて、歯みがき習慣指導では、心のあり方を「やる気が出る方向に変える」ことを試みています。

　心理学の「自己決定理論」では、ある行動のやる気や動機づけを理解する枠組みとして、他律[※1]から自律[※2]までの連続的な状況を6段階に分類してとらえています（**図1**）[1〜3]。それは、「無気力」、「外的」、「取り入れ的」、「同一化的」、「統合的」、「内発的」です。この理論では、自ら行動を開始する自己決定（自律性）という考え方が基本にあり、上記の心のあり方に関連して歯みがきの問題整理に都合のよいものです。

※1）他律：自分の意志からではなく、他人の意志・命令などによって行動すること
※2）自律：自分で自分の行動を規制すること

動機づけ	無動機づけ	外発的動機づけ				内発的動機づけ
調整（心のあり方）	無気力	外的	取り入れ的	同一化的	統合的	内発的
行動の質	他律	自律低い			→	自律
やる気の程度	歯をみがきたいと思わない声をかけられてみがく	先生、お母さんに言われるから	やらなければならないから	自分にとって大事だからみがく（価値を理解）	積極的にやりたいと思う（価値の内在化）	興味や関心があるから（趣味など）

図❶　自己決定（自律）の連続的動機づけ（参考文献[1]より引用改変）

　動機の種類

　自己決定理論で行動の動機づけを考える場合、動機づけには「無動機づけ」、「外発的動機づけ」、「内発的動機づけ」の3種類があります。このうち、歯みがき指導に関係するのは「無動機づけ」と「外発的動機づけ」です。

1．無動機づけ

　まず、「無動機づけ」は、心のあり方としては「無気力」です。歯みがきでは、「歯をみがきたいと思わない」や「声をかけられてみがく」状態で、他人の意志に従って行動し、自分の意志が介在しない他律です。

2．外発的動機づけ

　「外発的動機づけ」は、歯みがき指導をする場合に適合していて、心のあり方に4つの段階（外的、取入れ的、同一化的、統合的）があります。指導の進行に合わせて、自律性の低い状態から高い状態に連続的に変化・移行し

ます。これを順に説明すると、初期には外から強制されて「先生やお母さんに言われるから」、次に義務として「やらなければならないから」、そして歯をみがくことの価値を理解して「自分にとって大事だからみがく」、さらに価値が内在化して「積極的にやりたい」と変化していきます。「やる気」が出るのは、価値を理解して有能感覚をもつ「同一化的」以上の段階と考えられます。すなわち、「やる気」は、声をかけられてみがく他律の状態では出にくく、自ら行動を開始する状態で初めて出てくることを示しています。これが、歯みがき習慣指導で「清掃自主態度」を育成する理由です。

3．内発的動機づけ

「内発的動機づけ」は、心のあり方としては内発的（自分で気づいて行う）で、趣味などを楽しむ場合にあたり、自分の興味・関心に従って行われる行動です。この動機づけは、外部からの働きかけを必要とせず最も強い自律性を示します。

「内発的動機づけ」は、前述のようにその人の内なる興味・関心をその源泉にしていますが、歯科衛生士が行う指導は子どもに外部から働きかける「外発的動機づけ」にあたるので、子どもが感じるものは興味・関心ではなく、歯みがきについての「価値」や「意義」です。したがって内発的動機づけと外発的動機づけは、行動の自律性が高くなることでは似ていますが、それぞれの動機づけの目指す目標は異なるものです。

子どもの心の状態を知る

これまで自己決定理論の概要について説明してきましたが、この理論を歯みがき指導に適用すると、指導に際して子どもの心の状態（「やる気」の程度）を知ることができます。まず、「やる気」の程度を知ることが指導の出

発点になります（図1）。

　指導1回目に、歯みがき行動が声かけによって行われている「他律の状態」か、自ら行動を起こすことができる「自律の状態」かを判断します。自律的に行動する場合は、指導がやりやすくなります。他律的に行動している子どもには、「清掃自主態度を育成する会話」（P.33参照）を指導します。

　指導2回目に、初回に「清掃自主態度を育成する会話」を指導した子どもが来院したとき、自律行動についておおよその指導効果を判定します。判定方法は、自主態度ノートの◎×状態、指導前後の写真を見てプラークの付着部位と量（PCR：Plaque Control Record）の比較、「歯みがき順序」の暗唱状態などをチェックします。そして、子どもからフィードバックされた情報から、心の状態が図1の外発的動機づけのどの自律段階に進んだかを判断します。

　心の状態が「外的」や「取り入れ的」に該当する自律度が低い場合には、関係性・有能感・清掃自主態度の状況を再考して子どもの自律性を上げる方法を考えます。「同一化的」が該当する場合には、子どもの心にエンジンがかかったような印象を受けます。そのような子どもは「歯みがき順序」をすばやく言うなど、表情や態度に自信のある素振りをします。よくなった理由を聞くと、「夜、練習をしています！」などと具体的な返答があり、意識の変化が起きたことを知ります。なかには、「僕は、決心をした」という子どももいました。

【参考文献】

1) Deci EL & Ryan RM (Eds): Handbook of self-determination research. Rochester, NY: University of Rochester Press, 2002.
2) 長沼君主：自律性と関係性からみた内発的動機づけ. 上淵 寿（編著）：動機づけ研究の最前線. 北大路書房, 京都, 2004：30-60.
3) 櫻井茂男：夢や目標を持って生きよう！－自己決定理論. 鹿毛雅治（編）：モティベーションを学ぶ12の理論. 金剛出版, 東京, 2012：45-72.

03 「やる気」を誘う

 子どもがつまずいたときは、「やる気」を支援するチャンス
自主態度 ＋ 有能感 ＋ 関係性 ＝「やる気」➡ 習慣化へ

 子どもを「やる気」へ導く3つの要素

　子どものやる気を支援するのに、次のような事例が挙げられます。
　8歳のS君は、友だちが持っていたレーシングカーのプラモデルに興味をもちました。
　そこで母親にせがんでプラモデルのキットを買ってもらい、自分で作り始めました。初めは嬉々として作っていましたが、あるところでつまずき、先に進めなくなってしまいました（図1）。何度かやり直していましたが、遂には不満な顔で「だめだ、これは不良品だ！」と言って投げ出してしまいました。それを見ていた母親は、「どれどれ、ちょっと見てみよう」と言って組み立て説明図を丹念に見ながら、部品と作る順序を理解し、S君が違う部品を使っていたことをみつけました。そして、この部品に変えたらどうかと提案をしました。するとS君は、その部品を使ってプラモデルを完成させることができました。そして母親が「S君すごい、やったね」と称賛すると、S君は得意気な顔をして完成したレーシングカーを撫でていました。同様なことは以降もありましたが、そのうち一人でもできるようになりました。

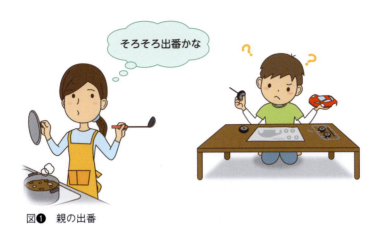

図❶　親の出番

　心理学の自己決定理論によれば、やる気を出すには、子どもが自ら行動を開始する「自主態度（自律性）」、成功体験による「有能感」、母親が子どもの自発的な気持ちと姿勢を尊重するよい「関係性」が必要とされます[1~4]。この3つの要素が満たされたとき、より自律的な動機づけ、すなわち、「やる気」（心理学では「達成動機」といわれている）が出てくると考えられています。

　前述の事例は、本人が興味をもって自主性のある行動を開始したものの、その後、困難に直面したケースです。扱う対象が簡単な場合には容易に達成できますが、この例のように困難に当たって解決が難しいときは、これからどうすればよいか手がかりを教えて"やり抜かせる"ことです[5,6]。そうすることで、有能感と達成感がもたらされます。S君の母親の場合は、子どもの自主的な姿勢を尊重し、よい関係性にあります。このようなプロセスと感情的経験がやる気を育成すると考えられています。

　いろいろな生活場面で自主性のある行動をとってきた子どもは、やる気を出した経験があり、興味、好奇心、挑戦、独立達成、従事時間、独創性など

のやる気に関係する特性をある程度身につけていると考えられます[7]。このような子どもは、新しい課題にもこれらの特性によってやる気を出しやすく、歯みがきも早い時期によい習慣を身につける可能性が高いと考えられます。

3つの要素をコントロールし、「やる気」を引き出す指導

指導1回目

歯みがき指導の初日に、子どもが「清掃自主態度」がとれないことがわかった場合には、これを育成するため、前項で紹介した「清掃自主態度を育成する会話」を母子に実施します。自主態度育成にマイナス効果となる「母親からの声かけ」を控えてもらうように伝え（**関係性の改善**）、子どもが「歯みがき、してくるよ！」と自分の意志で自分の行動を決定する選択を家庭で頻回に行うよう指導します（**清掃自主態度の育成**）。

指導2回目

2回目の指導では、まず子どもが「やる気」を出しているかどうかを判定します。具体的には、清掃自主態度がどの程度の状態かを自主態度ノート（P.104、表3）[8]を見て判断します。次に、前回と今回の口腔内写真を見比べて、プラークの付着状況を評価します。

「やる気」を出している場合（外発的動機づけの「同一化的」に該当）には、プラーク量の減少が著しく、最後臼歯や叢生部などに少し付着しているだけになります。これは前述のS君の状況と同じです。このときは、子どものやる気をさらに引き出すチャンスです。子どもに親しく話しかけ、"こうしてやれば、うまくいく。もっとよくなる"という表現で支援をし、やり抜かせてその成果をほめます（**図2**）。こうして、気分が前向きになる「**有能感**」を育成します。

03 「やる気」を誘う

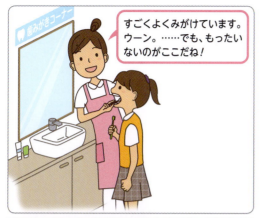

① 染め出しをした後、下顎前歯に付着しているプラークを見てもらう

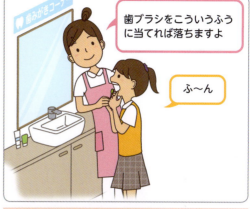

② 実際に子どもに歯みがきをしてもらってから、必要に応じて手をとって技術指導をする

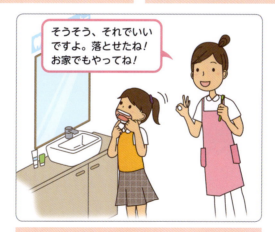

③ プラーク除去ができたときは、ほめて「有能感」をもたせる

図❷　やる気を出している場合の支援例（指導2回目、10歳、女児）。まず、ここに至るまでの努力をほめる。プラークを落とせたときには、ほめ言葉をかけて「有能感」をもたせる。言葉は、丁寧ですっきりした口調で発する

一方、「やる気」があまり出ていない場合（外発的動機づけの「外的」に該当）には、自主態度ノートに母親の声かけがあったことを示す×印があちこちにあります。口腔内写真の比較では、前回とあまり変わらず歯列全体にプラークが多く、紫色に染まる古いプラークが部分的に付着していることもあります（**図3**）。これは「歯みがき順序」どおりにやっていないか、あるいは流すようにみがき、1歯あたりの回数を少なく実行している状況です。また、母親と子どもの言動から、指導内容についてまだ十分な理解に至っていないことが裏づけられることもあります。この状況は、歯みがき技術以前の関係性や清掃自主態度などに問題があることを示唆しています。このときの指導は、母親への状況に応じた協力依頼と、子どもには「歯みがき順序」（P.51、図1参照）の暗唱を十分にさせます（**図4**）。

　このように、「自主態度」と「有能感」と「関係性」の3つの要素をコントロールして子どものやる気を引き出すことが、歯みがきの習慣形成への第一歩と考えています。そして育成されたやる気の程度が、習慣形成の速度と強度を決めるとされています[9]。

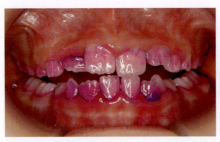
指導1回目：PCRは89.5%

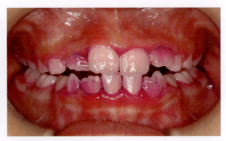
指導2回目：PCRは39.5%

図❸　「やる気」があまり出ていない症例（8歳、男児）。以前は母親の声かけのあとにみがいていた。8日後に再来院。この間、声かけが5回。多数の歯にプラークが付着している。歯みがき順序は指導内容と異なり、上顎中切歯の歯間部、上顎臼歯部の順に行っていた

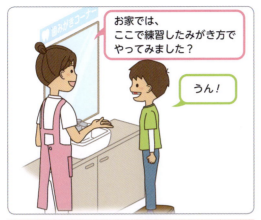
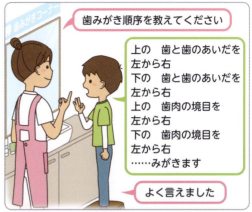

① 染め出しをした後、歯列全体に付着しているプラークを見てもらう

② 暗唱はできる場合が多い。一部スラスラ言えないときは、丁寧に指導する

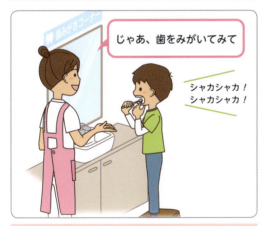
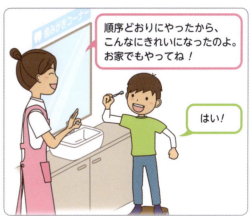

③ 前回指導した内容を実際にやってもらう

④ ほめ言葉に具体的な情報を入れる

図❹　「やる気」があまり出ていない場合の支援例（指導2回目、8歳、男児）。指導では、おもに「歯みがき順序」どおりにやればできることを確認させる。順序の暗唱をスラスラ言えない場合や途中を飛ばしてしまうこともあるが、言葉を足してやり遂げさせる。手の動きが不器用な場合には、左手の添え方やブラシの当て方を少し教える

【参考文献】

1) Deci EL, Ryan RM: Intrinsic motivation and self-determination in human behavior. New York: Plenum, 1985.
2) Deci EL, Ryan RM (Eds): Handbook of self-determination research. Rochester, NY: University of Rochester Press, 2002.
3) 長沼君主：自律性と関係性からみた内発的動機づけ．上淵 寿（編著），動機づけ研究の最前線．北大路書房，京都，2004：30-60.
4) 安藤史高，岡田 涼：自立を支える人間関係．中谷素之（編著），学ぶ意欲を育てる人間関係づくり－動機づけの教育心理学．金子書房，東京，2007：35-58.
5) 宮本美沙子：やる気の心理学 第1版．金子書房，東京，1995：202-214.
6) 内田伸子，浜野 隆：しつけスタイルは学力基盤力の形成に影響するか．平成23年お茶の水女子大学人間発達研究センター年報 第4号，2011：27-41.
7) 宮本美沙子，那須正裕（編）：達成動機の理論と展開－続・達成動機の心理学．金子書房，東京，1995：133-159.
8) 鯨井正夫：子どもの心に響く歯みがき指導－Part 2 親から言われて磨く子どもの歯みがき指導．デンタルダイヤモンド，41(15)：74-79，2016.
9) 高田理孝：子どもの生活習慣－学習習慣の獲得．新興出版社啓林館 教科教育研究所CS研レポート，56：20-25，2005.

04 努力をほめる

> **POINT!** ほめ言葉に「情報」を入れる

　他人から「ほめ言葉」をかけられると、子どもに限らず大人でもうれしいものです。当院では歯みがき習慣の指導でも、子どもにときどきほめ言葉をかけています。ほめることは、その行動をプラス方向に強化するといわれています[1]。すなわち、意欲が高まり、以後の行動に繋がりやすくなるのです。

　一般的な歯みがき指導では、歯をみがいた後に染め出しをして、うまくみがけているときにほめますが、当院ではそれ以外にもほめる機会をいくつか設定しています。たとえば、**図1**の「歯ミガキ合言葉」[2]を暗唱したときです。これは、歯みがきの方法とみがく場所を明確にする内容で、子どもが容易に暗記できるものです。さらに、この合言葉の内容を熟知させるため、5つの質問をしたときにも設定しています（図1）。医院でこの問答練習を行うことで、子どもが実際に歯をみがくときの支援情報となり、「やる気」を起こさせると考えています。

 ### 具体的にほめる

　意欲を高めることを目的としたほめ言葉は、単独で「すごいね」などの漠然とした表現を使ってその人を全体的に評価するものではなく、以下のよう

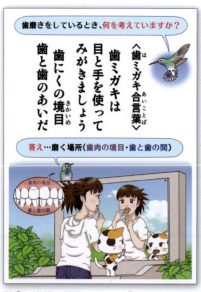

図❶　当院で使用している「歯ミガキ合言葉」。歯みがき指導の初回時に合言葉を発声させて、暗記させる。再来院のときに5つの質問をする。質問に答えることができたら、努力に対して「ほめ言葉」をかける（参考文献[2]）より一部引用改変）

な考えや工夫[1,3,4]が必要といわれています。

　まず、ほめる人とほめられる人との間に信頼関係が必要です。そして、その行動がほめるに値するものかどうかを判断します。その基準は、努力して目標を達成できたかなどのきちんとした理由があることです。ほめるときには、誠実で温かみを感じる言葉遣いで、成し遂げられた成果の「具体的な情報」を伝えるようにします。この考えをもとに、「歯ミガキ合言葉」が暗唱できたときは、「**よく言えました。いいねぇ！**」とその努力をほめます（**図2**）。5つの質問にしっかり答えることができたら、「**全部の質問に答えることができましたね！**」と声をかけます。また、歯をよくみがけた際は、「前はで

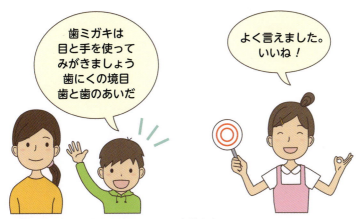

図❷　子どもの努力をほめることで、意欲を高める

きなかった奥歯の歯と歯のあいだをきれいにみがけています。歯みがきのプロだね！」などの言葉を、状況に合わせて使っています。

　このように、その行為に的を絞って、具体的にほめることが大切です。

　ほめる機会はこの他にも、「歯みがき順序」や「自主態度を育成する会話」が言えたとき、回数ノートや自主態度ノート、プラークチャートを見て状況が良好なときなどがあります。そして大切なのは、タイミングを選んで声をかけることです。状況に応じて子どもに課題を与えてその成果をほめ、その人の努力や上達した思いを共有することで**「有能感」**を意識させ、「やる気」が出るのを待ちます。

【参考文献】

1）外山美樹：行動を越こし、持続する力―モチベーションの心理学．新曜社，東京，2011：45-68．
2）鯨井正夫：子どもの心に響く歯みがき指導―Part1 歯みがき指導の後戻り予防を目指して．デンタルダイヤモンド，41(13)：56-61，2016．
3）鹿毛雅治：学習意欲の理論―動機付けの教育心理学．金子書房，東京，2013：296-304．
4）ダニエル・ピンク：モチベーション3.0―持続する「やる気！」をいかに引き出すか．講談社，東京，2010：243-250．

05 「やる気」を促進させる

 1. 「歯みがき順序」の熟知は意識を変える
2. 自ら始めることの価値に気づく

　学童期は、注意や知覚、記憶などの能力が飛躍的に向上する時期です[1]。この能力の向上を背景に、歯みがきの習慣形成のもととなる「やる気」の程度を、より自律性の高い段階に促進・育成するため、以下の2つの方法を行っています。

歯みがき順序の暗唱で実際の行動に繋げる

　1つ目の方法は、「歯みがき順序」の習得です。これは、あらかじめ歯みがき開始から終わりまでの歯みがき順序のシナリオを声に出して暗唱するものです（**図1**）。シナリオは8行で構成される行動の設計図で、記憶しやすくするための工夫をしています。

　まず、みがく場所を示す言葉（歯肉の境目、歯と歯のあいだ）を「歯ミガキ合言葉」（P.48、図1参照）と一致させています。また、開始は必ず上から始め、方向は左から右へ移るというように情報を体系化しています。子どもに記憶させるときは、自分でみがくときのことを考えるように指示をして、口頭で順序を"リハーサル"させます[1,2]。このような方法を行うことで、

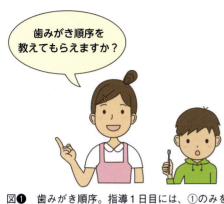

図❶　歯みがき順序。指導1日目には、①のみを記憶させる。指導2日目に②と③を記憶させる。子どもには歯ブラシをもたせ、実際の動きを連想させて記憶させる。できたときは、努力をほめて「有能感」を意識させる

スムーズに記憶でき、実際の行動に備えて基礎を確かなものにします。
　リハーサルを繰り返して実行内容の全体像を熟知することは、目標行動へのとっかかりを容易にし、上達スピードの向上と高い清掃達成度の獲得に繋がるため、歯みがきの習慣化への速度を上げ、強固な意識に結びつくと考えられます。スラスラと暗唱する子どもをみて、目をみはる母親もいます。シナリオを言えたときや、シナリオを実行して歯を順序どおりにみがけたときは、指導者は子どもに「ほめ言葉」をかけます。こうして、「**有能感**」をもたせるようにします。

自ら開始する価値と意義を実感してもらう

　2つ目の方法は、歯みがきを"自ら開始する"ことの「価値」と「意義」を提示し、これらを実感させることです。清掃自主態度がとれない子どもは、

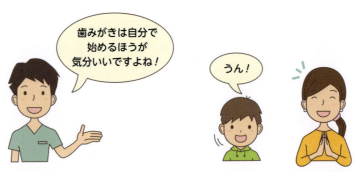

図❷ 「清掃自主態度を育成する会話」をしている子どもに言う標語。発声練習の後、親しい雰囲気でこの標語を語りかけ、子どもに自ら開始することの「価値と意義」を気づかせる

興味をもって行動を開始することができないので、「やる気」をもってもらうために自らみがくことによって得られる価値や意義を理解、実感させることが目標となります[3]。方法としては、清掃自主態度の獲得を目指して、親子で「清掃自主態度を育成する会話」[4]をしているときに、以下の「標語」を使って声かけをします（**図2**）。

「歯みがきは、自分で始めるほうが気分がいい」

この標語は、進んでみがくことの価値と意義をわかりやすく表現しています。指導者は、時機をみてこの標語を語りかけます。

清掃自主態度の育成では、子どもは練習開始時には「先生や母親から自分で始めなさいと言われたからする」、練習回数が増えてくると「自分から始めなければならないからする」、次に「自分にとって大事だからみがく」、さらに「積極的にやりたいと思う」などの他律から自律の方向へ段階を経て、自覚していくと考えられます[5,6]。

指導が進み、診療室で母親と子どもが「清掃自主態度を育成する会話」の

発声練習をした後にこの「標語」を語りかけると、子どもが頷く仕草をすることがあり、意識の変化が起きたことを感じます。子どもが標語の意味を理解し、この例のように一歩先の"実感の域"、すなわち清掃自主態度のもつ価値に気づくことを期待します。そして、この意識の変化のなかで自主的行動を繰り返すことで、新しい習慣の形成速度を上げ、強固な意識に結びつくことを期待します。このような言葉かけは無理がなく、多くの子どもたちに受け入れられているように感じます。

【参考文献】
1) 小嶋秀夫：新心理学ライブラリ3 心理学への招待—学童期の発達と生活．サイエンス社，東京，1997：62-81．
2) 森 敏昭，井上 毅，松井孝雄：グラフィック認知心理学．サイエンス社，東京，1995：13-34．
3) 速水敏彦：自己形成の心理—自律的動機づけ．金子書房，東京，1998：122-131．
4) 鯨井正夫：清掃自主態度を育成する．DHstyle，12(9)：42-43，2018．
5) 安藤史高，岡田 涼：自立を支える人間関係．中谷素之（編著），学ぶ意欲を育てる人間関係づくり—動機づけの教育心理学．金子書房，東京，2007：35-58．
6) 鹿毛雅治（編）：モティベーションをまなぶ12の理論．金剛出版，東京，2012：45-72．

2章 清掃自主態度の育成：子どもの心を診る

06 歯みがき指導は教わるのか、教えるのか？

> **POINT！** 「教わる」から「教える」への立場の逆転は、子どもの意識を変える

子どもが「教える」ことで自律性を高める

　ベテランの歯科衛生士から時折、「歯みがきについていろいろなことを教えたのに、ちょっと時間が経つと教えたことを忘れてしまう子どもがいる」と聞いていました。

　そこで、子どもには歯みがきの実行に必要なことを少し教えて、以後はそれを聞き出す方法をとることにしました。この考えのもとに作られたものが、「歯ミガキ合言葉」（P.48、図1参照）です。以来、歯科衛生士は、「歯ミガキ合言葉を言ってください」と子どもに声をかけていました。

　ところが、初めは気になりませんでしたが、回数を重ねるうちに、この表現は命令形で、試験官が質問をしているのに似ていると思えてきました（**図1**）。もっと適切な表現がないかと考え、歯科衛生士にとって教えることとは真逆の「教えてもらう」という言葉遣いに変えたらどうかと閃きました。

　そこで、暗唱をさせるための所定の指導を終えてからは、「**歯ミガキ合言葉を教えてもらえますか？**」と子どもに依頼することにしました（**図2**）。子どもも質問や命令をされて「答える」より、「教える」ことのほうに気持ちよさや面白さを感じるのではないかと思います。この新しい表現方法により、

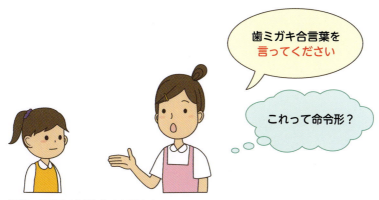

図❶　子どもが「答える」聞き方

子どもの意識が変わり、「**自律性**」と「**有能感**」をもつことが期待されます。歯みがき指導の事例でも、指導を受けた兄が妹にそれを教えているという話を母親がしていました。教えることは最高の理解になるといわれています[1]。

 自律性が低いと忘れやすい

　さて、前述の「少し時間が経つと教えられたことを忘れてしまう」ということについて考えてみましょう。診療室での観察では、この傾向は生活に依存化があり、清掃自主態度がとれない子どもに多くみられるようです。

　このタイプの子どもは、これまで母親の声かけにより歯をみがき始めていましたが、指導により急に自分で始めなさいといわれ、やむを得ず自分からみがくという状況です。指導が進んで自律性が上がり、やる気が出ている場合には、歯をみがくことの価値や意味をある程度理解できるので、教えられた歯みがき技術を容易に取り入れることができます。しかし、「清掃自主態

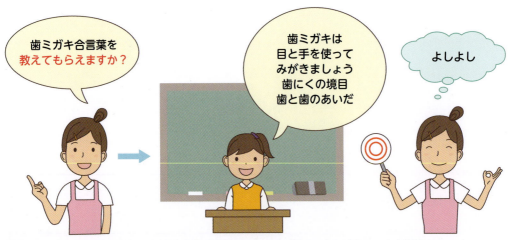

図❷　子どもへの依頼の言葉。子どもの意識が「教わる」から「教える」に変わることを期待する

度を育成する会話」を始めて間もない自律性が低いときは、これまでいわれるままに依存的に行動してきたので、自分で「気づくこと」や「やり抜く」などの経験が乏しく、教えられた情報の処理がうまくできないことが考えられます。興味も関心もないとなれば、新しいことを覚えようとする動機が弱いので、覚えることは本人にとって負担になると考えられます。したがって、覚えるのに時間がかかり、一度覚えたことを簡単に忘れるのです。

指導は、自主態度、有能感、関係性をコントロールして、「やる気」が出るのを待ちながら行います。

【参考文献】

1）ダニエル・ピンク：モチベーション3.0―持続する「やる気！」をいかに引き出すか．講談社，東京，238-250：2010．

3章
習慣形成を目指して

01 習慣化

> POINT! 自律性の向上が習慣化を早める

　心理学では、習慣とは「学習された動作、行い」をいい、「学習するプロセス」を習慣化といいます。習慣化では、当初は意図的で意識的な行動が、反復練習をして、「過剰学習」の状態になって熟達することで「自動化」が起こり、意識しなくてもスムーズに行動できるようになります（**図1**）[1]。「自動化」のステージでは、（状況→意識→行動）の時間的流れのなかで状況と行動が強く結びついてバイパスを形成することにより、その間にある意識を介さずにすばやく行動に移ること（状況→行動）ができるようにします[2,3]。したがって、やるかやらないかを考える時間はなくなります。このように「自動化された行動」すなわち習慣行動は、定着して確実な行動のことをいいます。

　また、自動化には特定の見通しに基づいた同じ行動の「頻度」と「一貫性」が不可欠といわれています[1]。これは、自律性の高い状態での練習が重要であることを示しています。

　実際、歯みがき行動が他律の状態あるいは自律性の低い状態で練習している場合には、実行回数や内容の一貫性に安定性がなく、指導期間が長引きます。これは、熟達しないので習慣になりにくい状況です。これに対して、初めに子どもの心の状態を判断し、他律的に行動する子どもに自主態度を育成し、「やる気」（高い自律性）が出ることを促すことは安定した行動となり、

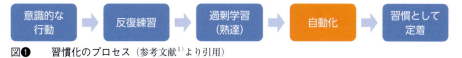
図❶　習慣化のプロセス（参考文献1)より引用）

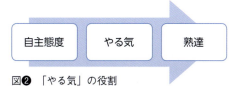
図❷　「やる気」の役割

「熟達」を容易にします。それは、習慣形成の「速度」と「強度」を上げることに繋がると考えられます。

　これまで習慣化について述べてきましたが、改めて習慣の形成について自己決定理論から考えてみると、習慣形成には2つの条件があることがわかります。

　第1の条件は、自ら行動を開始することです（自主態度）。他律の状態では、やる気を出すことができないからです。

　第2の条件は、反復練習をして「熟達」することです。これには、自律性の高い状態（やる気）で練習を続けることが必要です。

　この2条件に共通してかかわるものが「やる気」です。「やる気」が、習慣形成に向けて2つの条件を繋ぐ重要なステップであることがわかります（図2）。

【参考文献】
1) 鹿毛雅治：学習意欲の理論―動機付けの教育心理学．金子書房，東京，2013：94-101, 186-210.
2) Deci EL: The psychology of self-determination, Lexington, MA, Lexington Books, 1980.（EL デシ，石田梅男（訳）：自己決定の心理学．誠信書房，東京，1985.）
3) Bargh JA, Chartrand TL: The unbearable automaticity of being. American Psychologist, 54: 462-479, 1999.

02 習慣化には "好ましい時期" がある

> POINT! 子どもの自発的な気持ちを尊重し、しつけの時期を逃さない

清潔の習慣育成

　人に育てられて身につく基本的生活習慣は、人と動物を隔てるものであり、人らしく生きるための習慣といわれています。この習慣には、食事、睡眠、排便、着衣、清潔の5種類あり、歯みがきは清潔の習慣に属しています。清潔の習慣にはこの他に、手を洗う、口をゆすぐ・うがい、顔を洗う、鼻をかむ、髪をとかす、入浴などがあります。

　清潔の習慣のなかで最も早く習得するのは手を洗うことで、およそ2歳6ヵ月とされています。これに対して歯みがきの習慣形成は、欧米では4歳[1]といわれていますが、山下[2]は2～5歳までに親が子どもに習慣となるまで習得させるとしています。

　歯みがき習慣の育成では、3～4歳ごろの「行動の成熟時期」が大事とされます。これに先立つ2歳ごろからは、教えてもうまくできないが大人のすることをやりたがる自発行動の意欲が起こり、行動の成熟時期には子どもが自ら行動することを非常に喜ぶといわれています（**清掃自主態度**の芽ばえ）[2,3]。実際この時期には健診などの際に、母親から「子どもが自分でみがくと主張してみがかせてもらえず、困っている」という相談を受けます。実は、母親

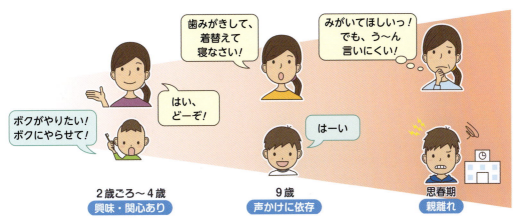

図❶　歯みがきの習慣形成は幼児期がやりやすく、年齢が進むにつれて指導がしにくくなっていく

は子どもが関心をもって行動する姿勢を尊重して見守り（**関係性**）、この特性を十分に発揮させてほめながら習慣をしつけること（**有能感**）が好ましいのです（**図1**）。練習を繰り返し、6歳臼歯の萌出前に習慣を形成させることが目安となります。また、山下は「基本的生活習慣の形成がスムーズにできると、独立心に富む頼もしい性格ができ上がる」[2]としています。一方、しつけるための決まった「時期」を外してしまうと、しつけにくくなるといわれています。それは子どもが興味を示さなくなり、自ら行動する気持ちが失われるからとしています。

しつけの時期と脳の構造の関係

脳科学の研究では、しつけの時期は脳の構造が関係するとしています[4]。脳の構造は環境に適応するため、年齢とともに変わることが知られています。

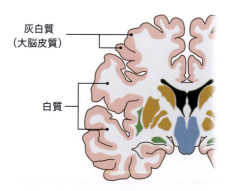

図❷　灰白質と白質（脳の前頭断、前面）。灰白質は、脳の表面に薄く広がり、深層に白質がある（参考文献[5]より一部引用改変）

　脳は、解剖学的に脳の表層に広がる灰白質と深層にある白質に分けられ（**図2**）[5]、それぞれ情報処理の装置（神経細胞）と、伝達速度（神経線維の走行）に関係しています。そして脳機能の変化は組織の体積の増減に現れます。灰白質の場合、脳領域によって異なりますが、10歳ごろに最大となり、以後は減少します（過剰シナプスの選択的削除による）。一方、白質の体積は、生後から連続的な増加発達を遂げます（ミエリン化と呼ばれる）[6,7]。

　この2つの現象は、いいかえれば時間とともにシナプスが削除されて「可塑性」（経験に対応して、脳が変化したり学習したりする現象）が徐々に低下し、機能性は次第に高まることを示しています。この可塑性の有無が学習にとって重要な意味をもちますが、失われるわけではなく、ある程度残り維持されます。したがって、学習は生涯にわたって可能ですが、脳の構造変化は学習を行うとき、時期によって難易度に差があることを示唆しています。このことから教育は、脳の発達のプロセスに適応したものであるべきで、脳

が可塑性に富む幼児期は、食事や睡眠、歯みがきなどの清潔の習慣を育成する時期といわれています[4]。

一方、臨床の現場では、12歳をすぎても先回りをする母親の声かけによって行動を開始したり、仕上げみがきをしてもらう習慣未形成群の子どもがいます。このように習慣形成を先延ばしにした子どもは、その後どのようになるのでしょうか。子どもの脳と心は、第二次性徴の開始とともに、環境の影響を受けて変化しやすい「思春期」に入ります。この時期の脳は成人期の脳とは異なり、前頭前皮質が発達途上にあって抑制機能が十分ではないため、強い衝動や感情を制御することが難しく、対人関係などの問題が起きやすくなります[6,7]。

ある母親は、「小さいときは私の言うことをよく聞いてくれたのに、近ごろは歯をみがいてと言うと"うざい"と言われる」と話しています。「思春期」では、以前は容易であった声かけの介入が受け入れられない場合があり、親離れする子どもの行動に、母親が当惑する状況です。思春期の状況では歯みがきの習慣形成は難しく、これよりも早く、学びやすい時期に育成することが好ましいことを示唆しています。

【参考文献】

1) ゲゼル A, 山下俊郎 (訳):乳幼児の心理学. 家政教育社, 東京, 1969.
2) 山下俊郎:幼児心理学 第2版. 朝倉書店, 東京, 1989:310-348.
3) 荻野美佐子:子どもの発達と歯みがきの自立―発達心理学から考える. 小児歯科臨床, 20(6):24-31, 2015.
4) 小泉英明 (監), 小山麻紀, 徳永優子 (訳):脳から見た学習―新しい学習科学の誕生. OECD教育研究革新センター, 明石書店, 東京, 2010.
5) ベイカー EW, 坂井健雄, 天野 修 (監訳):プロメテウス解剖学アトラス―口腔・頭頸部 第2版. 医学書院, 東京, 2018.
6) 明和政子:ヒトの脳と心の発達メカニズムを科学的に解き明かす. 発達, 149:95-101, 2017.
7) ギード JN:10代の脳の謎. 日経サイエンス (SCIENTIFIC AMERICAN 日本版), 46(3):37-42, 2016.

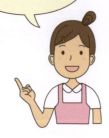

歯みがき順序を教えてもらえますか？

① 上の　歯と歯のあいだを　　　左から右
　 下の　歯と歯のあいだを　　　左から右
　 上の　歯肉の境目を　　　　　左から右
　 下の　歯肉の境目を　　　　　左から右
② 上の　裏の歯と歯のあいだを　左から右
　 下の　裏の歯と歯のあいだを　左から右
③ 上の　咬み合わせを　　　　　左から右
　 下の　咬み合わせを　　　　　左から右

4章
指導の実践

01 歯みがき習慣指導の実践

　4つのステップをベースに、個別に対応する

　歯みがき習慣の指導では、事前に家庭における子どもと家族の状況を調査します。プラークの付着部位やその量などの口腔内状況は、子どもの考えや行動の結果として重要な情報ですが、これは必要な情報の一部です。調査により習慣を形成した家庭の状況がわかると、視野が広がり、子どもの習慣指導に何が必要かがあきらかになります。

 初日の指導手順

　初日の指導は以下の手順で行います。まず、母親から情報を収集します。次に、「歯ミガキ合言葉」や「歯みがき順序」などを含む基本指導を行います。最後に、子ども・母親との三者面談を行い、「習慣」を指導します（**図1**）。この一連の指導では、1人の歯科衛生士が対応をします。

ステップ1　母親への面接聴取（図2：所要時間15分）

　データ収集の対象者は母親です。それは、母親が主婦として子どものことはもとより、同居する家族の生活習慣に最も精通しているからです。まず院長より母親に事情を話し、協力を依頼します。次に、歯科衛生士が面接聴取方法で調査を行います。場所は、回答内容のプライバシー保護のため、個室

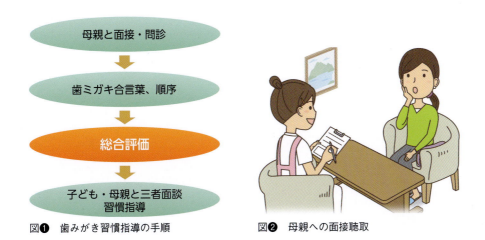

図❶　歯みがき習慣指導の手順　　図❷　母親への面接聴取

で行います。調査用紙は、氏名、生年月日などの基本情報と26項目の質問（P.73、図1／P.74、図2参照）で構成されています。

ステップ2　子どもに「歯ミガキ合言葉」の指導（所要時間30分）

　チェアーサイドで、本人に2分ほど歯をみがかせ、技術を観察します。次に、「歯ミガキ合言葉」（P.48、図1参照）の暗唱をします。歯の染め出しをした後、前歯への基本的な歯ブラシの当て方を指導します。

　その後、洗面所に場所を変えて、実際に「歯みがき順序」（P.51、図1参照）に沿ってみがかせながら暗唱をさせます。このとき、臼歯への歯ブラシの当て方や左手の使い方などの技術を少し指導します。初日は、歯列の唇側だけ実施します。所要時間は、他律的な行動をとってきた子どもでは、多少長くなる傾向があります。

ステップ3　総合評価（所要時間10分）

　歯科衛生士は、状況判断と指導方針を以下の手順で決めます。必要があれ

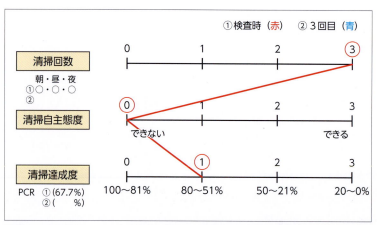

図❸ TBI評価チャート記入例。本例での清掃回数は、母親の声かけにより確保されている

ば、歯科医師と相談します。

1）面接聴取をもとに3尺度の状況を「TBI評価チャート」に記入（図3）

1日の清掃回数、清掃自主態度、清掃達成度（PCRの％）を評価チャートに記入して歯みがき習慣の全体像を把握します。

2）指導方針の決定（表1）

「指導対応表」の3尺度の該当項目にレ印を入れ、指導方針を決めます。指導方針には、臨床的に以下のＡＢＣタイプがあり、尺度の状況に応じて個別に対応します。

Ａタイプ：清掃達成度だけが指導の対象になる場合で、「歯ミガキ合言葉」と「歯みがき順序」を使い指導します。この指導では、「合言葉」の暗唱と歯みがき順序にもとづいた歯みがき技術の基本を行わせます（Ａタイプの指導は、すでにステップ2で終了しています）。

表❶ 指導対応表。この症例は、清掃自主態度と清掃達成度に指導が必要なCタイプである。維持・促進タイプは指導の必要ないことを意味する

該当するところに✓印をいれる　日時：　　　氏名：　　　年齢：		
尺度　＼　分類と対応	習慣分類	初日の対応
清掃回数	☑ 維持・促進タイプ ☐ 回数指導タイプ	子：回数ノート
清掃自主態度	☐ 維持・促進タイプ ☑ 自主性指導タイプ 【母子関係：干渉の種類】 ☐ 母親がみがく ☑ 言葉による指示と後みがき ☐ 言葉により指示、途中・重点部位の指示、終了後のチェック ☐ 言葉による指示 ☐ 母親指示を出すが、子どもはしない（母親のコントロール破綻） ☐ 子どもが自主的にみがいてから、後みがき ☐ 母親指示を出すが、子どもは歯みがきを終了している	子：「清掃自主態度を育成する会話」説明と会話練習（お母さん、歯みがきしてくるよ！）自主態度ノート 母：指示の言葉を控えるよう依頼
清掃達成度	☐ 維持・促進タイプ ☑ 達成度指導タイプ	子：「歯ミガキ合言葉」説明と暗唱練習 「歯みがき順序」の暗唱練習 開始前に言うこと指示（事前準備）

4章 指導の実践

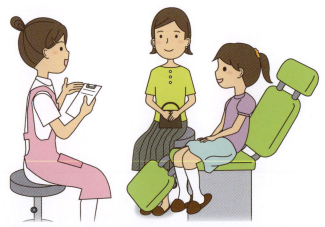

図❹　子ども・母親と三者面談

Bタイプ：清掃達成度と清掃回数の2尺度が指導の対象となる場合で、Aタイプの指導に「回数ノート」を使う指導を追加します。
Cタイプ：清掃自主態度を含む複数の尺度が指導の対象となる場合で、Aタイプの指導に「清掃自主態度を育成する会話」(P.33参照)と「自主態度ノート」(P.81、表1参照)を使う指導を追加します。この場合、「自主態度ノート」は「回数ノート」の機能を兼ねるので、「回数ノート」は使用しません。

ステップ4　子ども・母親と三者面談（所要時間10分：図4）

　母親を参加させ、チェアーサイドで和やかな雰囲気で話し合いをします（表2）。

Aタイプ：母子に尺度の状況とパンフレットを見ながら「歯ミガキ合言葉」について説明をします。子どもは、「合言葉」について2度聞くことになります。

表❷ 指導タイプと指導の内容

指導タイプ	歯ミガキ合言葉	歯みがき順序基本指導	三者面談			
			歯ミガキ合言葉	回数ノート	清掃自主態度を育成する会話	自主態度ノート
Aタイプ	○	○	○			
Bタイプ	○	○	○	○		
Cタイプ	○	○	○		○	○

Bタイプ：尺度の状況と「歯ミガキ合言葉」、「回数ノート」の説明をします。
Cタイプ：尺度の状況と「歯ミガキ合言葉」、「清掃自主態度を育成する会話」と「自主態度ノート」の説明をします。母子の間で実際に"発声"による清掃自主態度の会話練習をします。所要時間は、多少長くなる傾向があります。

※1回の指導時間を30分程度に収めたい場合には、初日に面接聴取と子どもの技術観察を行い、日を改めてタイプ別の指導をします。この間に、総合評価をします。

02 子どもの歯みがき状況を詳しく知る

> **POINT!** 本人と家族の習慣を知ることがよい指導に繋がる

　臨床現場で、母親と子どもを前にして歯みがき習慣指導を行う際、事前に家庭での子どもを含めた家族の歯みがき状況を知ることがたいへん重要です。それは、子どもの習慣の形成は"しつけ"の担当者である母親からの影響だけでなく、家族という集団のなかで育成されるからです。

　一般的な歯みがき指導では、口腔のプラークの付着状態を観察し、これに対して予防知識を丁寧に説明して理解・実行をしてもらうことに主眼がおかれています。このタイプの指導では、家族が独特な歯みがき習慣行動をとる場合でも、その現象を指導の対象として認識できません。事前に状況を知ることができると視野が広がり、問題把握が容易となって習慣指導がスムーズに展開します。

　事前情報を入手する方法は、個室で母親に聞き取り調査を行います。母親を調査対象者にする理由は、母親が家族の状況をもっともよく知っているからです。この実施には、あらかじめ用意した調査用紙[1]を使います（**図1、2**）。調査用紙には26項目がありますが、たとえばみがく場所については、「夜の歯みがきは、どこで、誰と、開始時刻、始めるきっかけは何ですか？　子どもがリビングでみがくとき、歯ブラシの置いてある場所は？　他の家族はどこでみがきますか？」などの質問項目があります。これまでの経験では、習

お子さんについてお尋ねします

① お子さんの性別は …………………………………………… ① 男　② 女
② お子さんの就寝時刻は ……………………………………… （午後　　　時頃）、※起床 ………
③ お子さんの学校では昼食後の歯みがきを指導していますか … ① はい　② いいえ
④ お子さんは自分から進んで歯をみがきますか ………………… ① はい　② いいえ
⑤ お子さんは手先が器用ですか ………………………………… ① はい　② いいえ
⑥ お子さんは歯をみがくとき、どのようにみがきますか ……… ① すみずみまで　② 大まかに
⑦ お子さんは何分ぐらい歯をみがきますか ……………………… ① 1分未満
　　　　　　　　　　　　　　　　　　　　　　　　　　　　　② 1分以上（約　　　分）
⑧ お子さんの性格は神経質ですか ……………………………… ① 神経質　② のんびり
⑨ お子さんは落ち着きがありますか …………………………… ① はい　② いいえ
⑩ お子さんは自立していると思いますか ……………………… ① はい　② いいえ
⑪ お子さんは聞き分けのよい子ですか ………………………… ① はい　② いいえ
⑫ お子さんは甘いものが好きですか …………………………… ① はい　② 少し好き　③ いいえ
⑬ お子さんは食べものをよく噛んで食べますか ……………… ① はい　② いいえ
⑭ お子さんは寝る前に飲食しますか …………………………… ① はい（商品名　　　　　　　　　）
　　　　　　　　　　　　　　　　　　　　　　　　　　　　　② いいえ
⑮ お子さんは家で何回歯をみがきますか ……………………… ① （　　　　回）
　　（学校での回数を除く）　　　　　　　　　　　　　　　　それはいつですか
　　　　　　　　　　　　　　　　　　　　　　　　　　　　　朝（食前　食後）
　　　　　　　　　　　　　　　　　　　　　　　　　　　　　夜（食前　食後　就寝前）
　　　　　　　　　　　　　　　　　　　　　　　　　　　　② 時々一度もみがかないことがある

※夜の歯みがきはどこで、誰と、開始時刻、始めるきっかけは何ですか
　　　　　　　　　　　　　　　　　　　　　　　　　（　　　　　　　　　　　　　　　　　）
　お子さんがリビングでみがくとき、歯ブラシはどこに置いてありますか
　　　　　　　　　　　　　　　　　　　　　　　　　（　　　　　　　　　　　　　　　　　）
　他の家族はどこでみがきますか …………………………（　　　　　　　　　　　　　　　　　）

	朝	昼	夜	備考
父	食前　食後	食前　食後	食前　食後　就寝前	
母	食前　食後	食前　食後	食前　食後　就寝前	
祖父	食前　食後	食前　食後	食前　食後　就寝前	
祖母	食前　食後	食前　食後	食前　食後　就寝前	
兄	食前　食後	食前　食後	食前　食後　就寝前	
姉	食前　食後	食前　食後	食前　食後　就寝前	
弟	食前　食後	食前　食後	食前　食後　就寝前	
妹	食前　食後	食前　食後	食前　食後　就寝前	

図❶　歯ミガキ習慣調査票。清掃回数、清掃自主態度、清掃達成度に関係する26項目で構成されている

お母さんにお尋ねします

⑯ 専業主婦ですか ……………………………………… ①はい　②いいえ
⑰ お母さんは几帳面な性格ですか ……………………… ①はい　②まあまあ　③いいえ
⑱ 家族全員に、歯をみがく習慣がありますか ………… ①はい　②いいえ
　「いいえ」と答えた方に、それはどなたですか　（　　　　　　　　　　　　　　）
⑲ お子さんに歯みがきをしたかどうか、毎日チェックしていますか
　……………………………………………………… ①はい　②ときどき
　　　　　　　　　　　　　　　　　　　　　　　③ほとんどしない
⑳ お子さんと一緒に歯をみがく習慣がありますか ……… ①はい　②ときどき　③いいえ
㉑ お子さんが6歳以下のとき、歯みがきのあとにみがき直しをしましたか
　……………………………………………………… ①はい　②いいえ
㉒ お子さんに与えるおやつは、むし歯にならないように配慮していますか
　……………………………………………………… ①はい　②いいえ

お父さんについてお尋ねします

㉓ お父さんはむし歯に関心が高いですか ……………… ①はい　②いいえ
㉔ お父さんは歯みがきに関心がありますか …………… ①はい　②一応ある
　　　　　　　　　　　　　　　　　　　　　　　③あまりない
㉕ お父さんは1日に何回歯をみがきますか …………… ①（　　回）
　　　　　　　　　　　　　　　　　　　　それはいつですか
　　　　　　　　　　　　　　　　　　　　　朝（食前　食後）
　　　　　　　　　　　　　　　　　　　　　昼（食前　食後）
　　　　　　　　　　　　　　　　　　　　　夜（食前　食後　就寝前）
　　　　　　　　　　　　　　　　　　　②時々一度もみがかないことがある
㉖ お父さんは歯をみがくとき、どのようにみがきますか ………… ①すみずみまで　②大まかに

図❷　歯ミガキ習慣調査票（続き）

慣指導を方向づける鍵となる情報は子どもの口腔内にある場合もありますが、意外にも指導者が目で見ることができない別のところ（家庭での行動）にあることが多いのです。以下に、上記のみがく場所についての調査項目を追加するきっかけとなった症例を示します。

表❶　家族の歯みがき回数

父親	母親	祖父（父方）	姉	本人	弟
2回	3回	1回	3回	3回	3回

 症例

指導1回目

- **患者**：12歳2ヵ月。女児
- **家族構成**：同居家族は、父（42歳）、母（41歳）、姉（14歳）、本人、弟（8歳）、祖父（父方73歳）の6名
- **歯みがき回数**：母、姉、本人、弟が3回（朝、昼、夜）、父親が2回（朝、夜）、祖父が1回（夜）である（**表1**）。

　本人の夜の歯みがき状況は、就寝前の21時30分ごろ、自ら行動を起こして、リビングでテレビを観ながら、横みがきで、下顎歯列から、約1分、大まかにみがく。プラークは、おもに上顎側切歯から臼歯部にかけて唇・頬側面に多く付着していた。下顎歯は、比較的よい状態だった。PCR（Plaque Control Record）は37％であった。

- **担当者の感想**：本人は、ハキハキしていて記憶力がよいと思われた。母親は穏やかなタイプである。このような状況から、本症例の指導は歯みがきを行う場所を洗面所に変えることと、歯みがき達成度の改善が必要と判断した。また、とくに大きな問題はないように思えた。

　患者の帰宅後、歯科衛生士と事後打ち合わせをした折に、弟の歯みがきのことに関連して他の家族はどこでみがくのか、また歯ブラシはどこに置いてあるのかが疑問点として挙がった。

指導2回目

指導1回目から8日後に来院。歯みがき技術観察では、非利き手である左手を体育で負傷したので、左手を口腔内に入れて歯みがき補助ができなかった。技術については、手を除いて行動に意欲があり、おおむね満足できるものであった。PCRは16.6％に好転した。

- **個室で母親と面談**：母親は、初めにとくに困っていることはないと話した。そこで、前回の疑問点について問うと、「これまでは家族全員がリビングでみがいていたが、前回の指導後は本人だけが洗面所でみがいている」と話した。母親は、歯をみがくことが大切であるとの思いが強く、場所についてはほとんど関心がない様子だった。歯みがきでは子どもを中心に考えているので、リビングは8歳の弟の仕上げみがきをするのに都合がよいと話していた。家族の歯ブラシはすべてリビングに置いてある（**図3**）。

- **指導内容**：本人だけが洗面所でみがいていることについて、歯科衛生士と相談をした。その後、母親に他の家庭では大人は洗面所でみがく場合が多いことを伝え、子どもたちが将来洗面所でみがくことができるようにするため、とりあえず父親に洗面所でみがいてもらえるように相談することを依頼した。母親は了承したが、みがく場所について初めて意識した様子で、少し当惑していた。

- **担当者の感想**：家族のなかに洗面所で歯をみがくモデルとなる人がいないので、この状況に対してどのように対応すべきか少し迷った。本人は、家族の行動に影響されることなく一人で洗面所に行くことができ、しっかりした考えをもっているように思えた。やる気の評価では「やる気」が出ている（外発的動機づけの「同一化的」）と判定した。

指導3回目

指導2回目から7日後に来院。歯みがき技術観察では、左手を口腔内に入

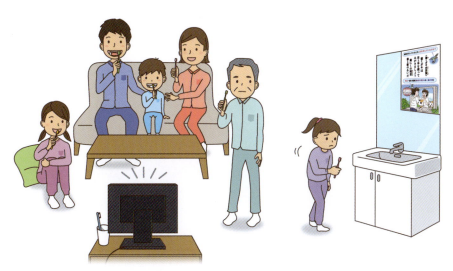

図❸　子どもの歯みがき状況を知る。この家庭では、家族全員（6名）がテレビのあるリビングで歯をみがいていた。1回目の指導後、患者だけが洗面所でみがくことになった

れることができるようになっていた。PCRは5.5％に好転した。
- **個室で母親と面談**：母親は、子どもが歯みがき開始前に「歯ミガキ合言葉」を暗唱し、夜は5分ほどみがいていると話した。また、歯ブラシ立てをリビングから洗面所に移し、家族全員が洗面所で歯みがきを始めたと話した。
- **担当者の感想**：前回、上顎臼歯の歯間部にあったプラークが減り、格段に清潔度が上がった。「やる気」は、前回よりさらに出ていると判定した。母親の話には具体性があった。家族全員がみがく場所を洗面所に変えるなど、思い切った協力と変化に驚きがあった。

【参考文献】
1）鯨井正夫：学童期の矯正患者をもつ家族の母親からみた歯磨き習慣について―第2報　数量化理論第Ⅲ類による解析. Orthod waves, 61：289-302, 2002.

03 歯みがき習慣形成への干渉

> **POINT!** 母親と連携をとる

　臨床現場では、歯みがき指導に際し、多様な習慣的問題をもつ親子に出会います。このとき、母親が関係している場合が多くあります。これを好ましい歯みがき習慣の方向に軌道修正するには、歯科衛生士のアドバイスのもと、母親の子どもに対する考え方を変えてもらう形をとります。したがって、指導には歯科衛生士と母親との連携がたいへん重要になります。

指導例

指導1回目

- **患者概要**：9歳2ヵ月、女児
- **家族構成**：3人家族（父親、母親、本人）
- **歯みがき回数**：家族の1日の歯みがき回数は、父親2回、母親3回、本人4回（朝食後・昼食後・間食後・夕食後）である（**図1**）。

　本人の夜の清掃状況は、夕食直後の7時ごろ、母親から「食べたらみがいて」と言われ、キッチンにある歯ブラシを手にし、リビングで約1分間、横みがきで大まかにみがく。本人は、洗面所で歯をみがいたことがないと話している。声かけがあっても動かないこともあるが、母親は行動を開始するま

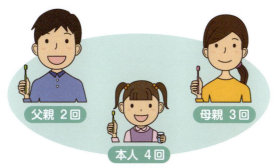

図❶　家族構成と歯みがき回数（1日）。子どもの4回という回数は、母親の声かけにより確保されている

で2度3度、声をかけ続ける。みがいた後に母親の膝の上で仕上げみがきをしてもらう。朝も同様である。母親が不在のときは、父親が行う。この状態は、子どもがつねに母親の監督下にあることを示している。

　口腔内状況は、臼歯部の歯間部にプラークが付着しているが、全体的によい状態である（PCRは17.7%）。この状況は、母親の仕上げみがきによるものである。

　ブラッシングの観察では、横みがきをしている。鏡をみず、ブラッシング圧は弱く、回数不十分で、歯ブラシが歯頸部に当たらない。

　この患者の問題点は、清掃回数と清掃自主態度、清掃達成度の3つの尺度にある（図2）。清掃回数4回は十分な回数であるが、本人ではなく母親の考えによって確保されていることに問題がある。

- 指導内容

　母子に「清掃自主態度を育成する会話」の説明をした（自主態度）。母親には親しく話しかけ、声かけと仕上げみがきを控えることをお願いした（関係性）。母親は少し当惑した様子だった。

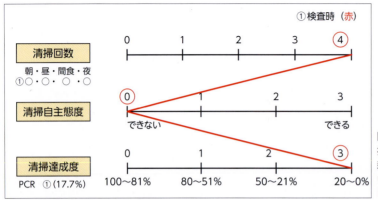

図❷ TBI 評価チャート。清掃回数4回と清掃達成度は母親の介入によって確保されているので、本人の実際の状況は未知数である

- 担当者の感想

子どもは落ち着きがあって挨拶もでき、母親の話から受けた印象よりもしっかりしている。母親は、そわそわしていて心配性気味。

指導2回目

指導1回目から、7日後に来院。自主態度ノートの記録より、この間、子どもは母親から一度も声をかけられることなく清掃自主態度がとれたことがわかる（**表1**）。本人は、「自分で始めてからのほうが、みがき方がうまくなった気がする」とメモ欄に書いている（**有能感の自覚**）。PCR は10.4% に好転した。やる気の評価では、[やる気]が出ている（外発的な動機づけの「同一化的」）と判定した。

- 個室で母親と面談（図3）

子どもはみがく場所をリビングから洗面所に変えたが、母親は新たに洗面所に出向き、子どもにみがく部位の重点目標を指示することを始めた。また、依然として仕上げみがきを朝夕に行っている。母親は、「不安でしようがない」と話していた。

表❶　自主態度ノート（9歳2ヵ月、女児）

	金	土	日	月	火	水	木
朝	1 ×シ	2 指導日 ◎シ	3 ◎シ	4 ◎シ	5 ◎シ	6 ◎シ	7 ◎シ
昼	◎	◎	◎	◎	◎	◎	◎
夜	×シ	◎シ	◎シ	◎シ	◎シ	◎シ	◎シ
朝	8 ◎シ	9 指導日 ◎シ	10 ◎シ	11 ◎シ	12 ◎シ	13 ◎シ	14 ◎
昼	◎	◎	◎	◎	◎	◎	◎
夜	◎シ	◎シ	◎シ	◎シ	◎シ	◎シ	◎シ
朝	15 ◎	16 ◎	17 ◎	18 ◎	19 ◎	20 ◎	21 ◎
昼	◎	◎シ	◎シ	◎シ	◎シ	◎シ	◎シ
夜	◎シ	◎シ	◎シ	◎シ	◎シ	◎シ	◎シ

◎印は清掃自主態度がとれたこと、×印は「声かけ」によりみがいたこと、「シ」は母親の仕上げみがきを意味する。1日目の記録は、初回の指導日に前日の様子を記入した。母親は、以前は朝夕、歯みがき開始の「声かけ」と「仕上げみがき」をしていた。指導後は、声かけを控えている。仕上げみがきについては、指導2回目に母親から「心配なので仕上げみがきのやり方を教えてほしい」と依頼があり、これ以後、夕食後の1回に減じた。母親は協力を段階的に実行している

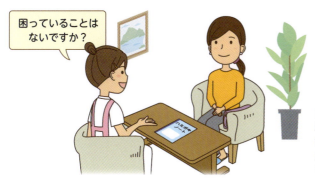

図❸　母親と連携をとる。指導2回目に、和やかな雰囲気で、歯ミガキ合言葉や清掃自主態度の状況について丁寧に様子を聞く

歯みがき習慣と母親の干渉

　歯みがき習慣の自立時期について、日本小児歯科学会は幼児期後半から学童期になるまでに自立することが好ましいとしています[1]。しかし、臨床現場での観察では、この時期をすぎても自ら歯みがき行動を起こさない学童が

います。このような場合、おもに母親が先回りをして習慣的に「声をかけて」開始の指示をしています。この声かけの内容はさまざまで、多くの種類があります[2]。母親の言葉による介入は「清掃回数」についてのものですが、介入はさらにきれいにみがけるかどうかの、質的な「清掃達成度」に及ぶこともあります。

　6歳臼歯の萌出時に、その位置が歯列の最後方にあることや、第2乳臼歯と段差があることから、自力での清掃が難しいと判断された場合、一時的に行う仕上げみがきは、う蝕予防のための有効な支援です。しかし、この事例のように母親が心配性のときは、必要時期を終えたときに本来ならば行動を控えるべきところを、みがき続けるケースがあります。

　仕上げみがき（後みがき）は7～8歳までとされていますが[3]、指導をすれば十分にみがくことができる学童においては、その後も習慣として続くと次第に「干渉」（当事者でないものが、ああしろこうしろと意見を述べたり、指示したりして、自分の考えに従わせようとすること）という形で問題となっていきます。このように長く声かけと仕上げみがきを実行する母親は、自身の責任でう蝕の発症を予防することを目標と考えている場合が多く、子どもの自発的な気持ちと姿勢を尊重し、習慣化に必要な「心の発達」を促していくことの重要性に気がついていない場合があります。

まずは母親との連携を図る

　表2に、母親が歯みがき習慣の3尺度に介入するいろいろな干渉行動を示します。干渉には複数の尺度に作用するものと、単一の尺度に作用するものがあり、「母親がみがく」、「声かけと仕上げみがき」、「声かけ」などは、3尺度に作用して歯みがき習慣の形成を妨げることを示しています。干渉の尺

表❷　歯みがき習慣形成への干渉の種類と影響を受ける尺度。✓は尺度に対してマイナスの影響を与える。親がみがく（子どもはみがかず）、声かけと仕上げみがき、声かけなどが必要時期をすぎて長く続くと、歯みがき習慣はうまく形成されない可能性がある

干渉の種類	3尺度		
	清掃回数	自主態度	達成度
・母親がみがく（子どもはみがかず）	✓	✓	✓
・声かけと仕上げみがき	✓	✓	✓
・声かけ	✓	✓	✓
・歯みがき途中の子どもに、重点部位の指示、終了後の仕上げみがき			✓
・子どもが自主的にみがいてから、仕上げみがき			✓
・声かけをするが、子どもは歯みがきを終了している		✓	
・声かけをするが、子どもはしない（母親のコントロール破綻）		✓	

度への影響は、行う側（母親）が目的とする尺度より、受ける側（子ども）はより多くの尺度で影響を受けることを示しています。

　自主態度がとれない子どもの自律性を向上させるには、まず母親と連携をとるため、個室で家庭での歯みがき状況を聞きます。そして、教育の実行者である母親に声かけや仕上げみがきを控えるなどの、関係性改善のための協力を丁寧に指導します。指導内容を理解した母親の協力が、子どもの心を他律から自律の方向へ次第に変えていきます。

【参考文献】
1) 小児科と小児歯科の保健検討委員会：学会からの提言―子どもの歯みがき．(公社)日本小児歯科学会，2008.
2) 鯨井正夫：母親は先回りをするのが大好き．DHstyle, 12(3)：84-86, 2018.
3) Yukio Machida, Hiroshi Sekiguchi, Masashi Yakushiji: Determining the optimal age up to which parents should brush children's teeth. Pediatric Dental Journal, 18(1): 24-26, 2008.

04 なぜ母親は3回みがくのに、子どもは1回しかみがかないのか？

> **POINT！** 子どもは家族の歯みがき習慣をみている

　歯みがきのしつけは、乳幼児期からおもに母親によって始められます。そして年単位の時間軸のなかで、家族内で次第に形成されるものです。子どもの歯みがき回数と家族がどう関係しているのか、事例に沿って紹介します。

 ## 指導例

- **患者概要**：10歳9ヵ月、女児（一人っ子）
- **家族構成**：同居家族は、父（45歳）、母（42歳）、本人、父方の祖父母（81歳、80歳）の5名
- **歯みがき回数**：歯みがき回数は、本人が1回（夜）、父親と母親が3回（朝、昼、夜）、祖母が2回（朝、夜）、祖父は歯をみがく習慣がない。

　本人の夜の歯みがき状況は、就寝前の11時ごろ、洗面台で鏡を見ながら、1分未満で、大まかにみがく。朝は眠くてみがかない。昼は学校でときどきみがくが、休日はみがかない。

　この患者は、1日3回みがく熱心な母親によって育てられていますが、本人は10歳になったいまも夜に1回だけみがく習慣が身についています。一般的に考えると、なぜそうなるのか不思議な状況です。

そこで、家族の歯みがき回数に目を向けると、祖父には歯をみがく習慣がありません。この状況は、毎日すべき習慣形成の過程で、習慣形成条件から外れる人を目の当たりにすることにより、マイナスの動機づけとして孫の習慣形成に作用していると考えられます[1]。実際この要因は、歯みがき習慣分類システムで3尺度（P.15、図2参照）に共通する2要因（進んでみがくか、家族全員にみがく習慣があるか）のうちの1つで、歯みがき習慣の形成にマイナス要因として強く作用するものです[2]。

習慣形成と観察学習

この事例を習慣形成の原点に立ち戻って考えると、これまでの歯みがき習慣のしつけでは指導をする人とそれを受ける人がいて、子どものしつけを考える場合には母親の対応が重要な視点でした。しかし本例は、子どもが何をみているのかという視点があることを示しています。すなわち、子どもは家族という集団の中で育つため、母親の指導を受けながら、実際には父親や祖父母などの同居家族の行動を観察し、その情報を取り入れて自分の習慣を形成するのです（**図1**）。これは「観察学習」といわれるもので[3]、子どもは影響力の異なる情報のなかで、特定の情報に強く反応します。この事例では、3回みがく母親の行動を見ているものの、祖父の習慣（0回）を見て強く影響を受けたと考えられます（**図2**）。

ノートを分析して成果をほめる

このような歯みがき回数が不足する症例では、子どもに「歯みがき回数ノート」を与え、回数を記録させて指導を進めます。この症例の指導経過では、

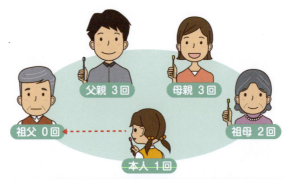

図❶　子どもは家族の歯みがき習慣を見ている。数字は1日の歯みがき回数を示す。子どもは祖父の習慣（0回）を見て、強く影響を受けている

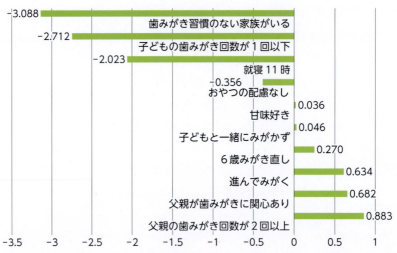

図❷　歯みがき回数に関係する要因の影響力。本事例の回数に関係する10要因の該当状況を示す。グラフのバーは、左向きが習慣形成にマイナスの動機づけをする要因、右向きがプラスの動機づけをする要因で、長さは影響力の大きさを示す。本事例では、「歯みがき習慣のない家族がいる」は祖父が該当している。マイナス要因は概して、プラスの要因より強い影響力をもっている。このため、プラスの該当要因の数が多いにもかかわらず、回数は2回以上にならない（歯みがき習慣分類システム[4]を用いた計算結果）

指導2回目に特徴が出ました。ノートの記録では、朝の歯みがきは「しなかった」が20回中14回でした。そして、この子どもの反応は通常の予想と異なり、指導者からの歯みがき回数の提案に対して「朝は面倒くさいからみがかない」と言うなど、協力的ではありませんでした。朝は多少いやいやながら歯みがきをしていて、提案を素直に受け入れられない様子でした。やる気の評価では、「やる気」が出ていない（外発的動機づけの「外的」）と判定しました。

　そこで、歯科衛生士とノートの記録をさらに分析して、朝食後に6回みがくことができていたので、その努力をほめることにしました。次に、朝昼夜3回に〇印がつく日が2日続けてあったので、次回までに3日連続になるように指示しました。また、ノートに「1日3回みがく」と本人に記入させました。すなわちこの指導では、現在は十分ではなくても、これまでできていなかった行動を努力によって獲得した成果をほめ（**有能感**）、さらに今後の課題を提案したのです。

　指導3回目には、昼の歯みがき状況は以前と同様でしたが、朝は14回中13回、〇印がついていました。この行動から、意識の変化が起きたことを感じました。すなわち、朝の回数の改善は歯をみがくことの重要性を以前より自律的に認識したことを示唆しています。以後も自律性の向上（やる気）は緩やかに起こり、指導4回目には本人から「昼も頑張る！」といった声が出ました。指導回数は5回を必要とし、普通の場合より時間がかかりました。

【参考文献】

1）山下俊郎：幼児心理学 第2版．朝倉書店，東京，1989：310-348．
2）鯨井正夫：よい歯みがき習慣を身につけている子どもは自主態度がとれる．DHstyle，12(5)：58-60，2018．
3）A バンデュラ（編），原野広太郎，福島脩美（訳）：モデリングの心理学―観察学習の理論と方法．金子書房，東京，1975．
4）Kujirai, M: Classification system for Toothbrushing Habits. World J Orthod, 5(3): 236-241, 2004.

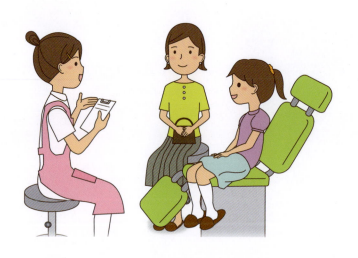

5章
症例

01 清掃達成度が低い子ども

> POINT！ 清掃自主態度がとれると、早く改善する

 指導1回目

初回概要

- **家族状況**

患者は、10歳7ヵ月の女児で、7人家族（父38歳、母37歳、本人、弟8歳、妹3歳、母方の祖父66歳、母方の祖母62歳）の長女である。

- **歯みがき回数、清掃状況**

歯みがき回数は、母、本人、弟、妹が3回（朝・昼・夜）。父、祖父、祖母が2回（朝・夜）であった（**図1**）。夜の歯みがき状況は、入浴後の午後10時15分ごろ、自主的に洗面所に向かい、2～3分、横みがきと縦みがきで、おおまかにみがいていた。

- **口腔内状況（図2）**

プラークは、上顎では左右側切歯から後方部に、下顎では、側切歯・犬歯部に付着していた。上下中切歯は、比較的よくみがけていた。PCRは、53.1％であった（後述図7a）。

- **ブラッシング技術観察（表1）**

手つきはよいが、みがかない場所があった（評価項目番号8）。

01 清掃達成度が低い子ども

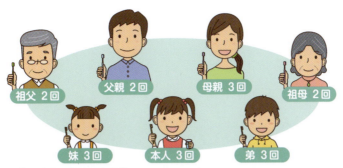

図❶　家族の歯みがき回数

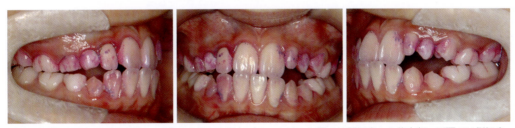

図❷　指導1回目：口腔内写真。10歳7ヵ月の女児。プラークは、上顎では側切歯から後方部、下顎では側切歯・犬歯部に付着している

表❶　ブラッシング技術観察。○印は良好な評価を、×印は不十分な評価を意味する。数値は回数を示す。評価項目の3、8、9に変化と改善があった

評価項目	評価基準（○・×）	1回目	2回目	3回目
1．鏡を見ている	はい・いいえ	○	○	○
2．目線が歯に集中している	はい・いいえ	○	○	○
3．歯ブラシの握り方	十分・不十分	○	× （2点摘まみ）	× （パワーグラスプ）
4．手の動かし方　利き手（右）	器用・不器用	○	○	○
5．口唇挙上	十分・不十分	○	○	○
6．歯みがき圧	適当・強弱	○	○	○
7．回数／1歯について	十分・不十分	○	○	○
8．歯頸部・歯間部に当たる	はい・いいえ	×	○	○
9．唾液の回数（　　回）	回数・出さない	2	3	5

※これまでの歯みがき方法（横みがき、縦みがき）

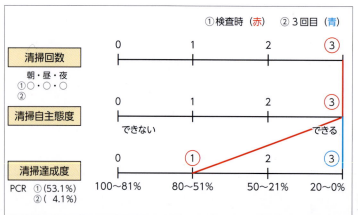

図❸ TBI評価チャート

評価

評価チャート（**図3**）より、本ケースでの問題点は、清掃の成果を示す「清掃達成度」が低いことである。また、指導対応表（**表2**）より、Aタイプの指導が必要と判断した。

術者の感想

子どもはハキハキしていて理解力と行動力があるように思えた。「歯ミガキ合言葉」をすぐに言えるようになった。母親は、穏やかな感じの人であった。

指導

担当歯科衛生士と歯科医師で、10分ほど情報の整理と指導方針について協議したのち、チェアーサイドにて母子に以下の支援を行った。

①**子どもに対して**：「歯ミガキ合言葉」を説明し、発声により暗記させた
②**母親に対して**：子どもが開始前に合言葉を暗唱することについて協力を依頼した
③**基本技術指導**：染め出した後、歯肉の境目と歯と歯の間の場所の確認とみがき方を指導した。「歯みがき順序」を暗記させながら、まず歯と歯の間を上顎左側から右側に向かって順に行うように指示した

表❷　指導対応表。清掃達成度に指導が必要である（Aタイプ）

該当するところに✓印をいれる　　日時：　　氏名：　　年齢：10歳7ヵ月		
分類と対応 尺度	習慣分類	初日の対応
清掃回数	☑ 維持・促進タイプ ☐ 回数指導タイプ	子：回数ノート
清掃 自主態度	☑ 維持・促進タイプ ☐ 自主性指導タイプ 【母子関係：干渉の種類】 ☐ 母親がみがく ☐ 言葉による指示と後みがき ☐ 言葉により指示、途中・重点部位の指示、終了後のチェック ☐ 言葉による指示 ☐ 母親指示を出すが、子どもはしない（母親のコントロール破綻） ☐ 子どもが自主的にみがいてから、後みがき ☐ 母親指示を出すが、子どもは歯みがきを終了している	子：「清掃自主態度を育成する会話」説明と会話練習（お母さん、歯みがきしてくるよ！） 自主態度ノート 母：指示の言葉を控えるよう依頼
清掃達成度	☐ 維持・促進タイプ ☑ 達成度指導タイプ	子：「歯ミガキ合言葉」説明と暗唱練習 「歯みがき順序」の暗唱練習 開始前に言うこと指示（事前準備）

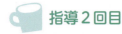指導2回目

> 2回目概要

初回の指導から8日後に来院し、「歯ミガキ合言葉」と家庭での状況を聞いた。

- 歯みがきコーナーでのチェック

☑ みがくとき何を考えているかを言える
☑ 歯みがき開始前に「歯ミガキ合言葉」を言える
☑ 目と左手を使っている
☑ 歯肉の境目を示せる
☑ 歯と歯の間を示せる

- 家庭の洗面所での状況

☑ 「歯ミガキ合言葉」と口腔内写真を洗面台に掲示している
☑ 歯みがき開始前に合言葉を暗唱している

歯みがきコーナーと家庭の洗面所での条件をすべて満たしているので、基本的な姿勢はできていると思われた。質問には、さらりと答えることができた。

- 口腔内状況（図4）

プラークは、6̲の遠心部と下顎臼歯舌側に少し残っている。PCRは、7.2%であった。

- ブラッシング観察（図5）

① |1 2 の歯と歯の間
② 6 E| の歯と歯の間
③ |2 歯肉の境目（3部位の歯みがきを撮影）。

手慣れたみがき方である。歯ブラシのグリップが2点摘まみの可能性が

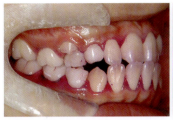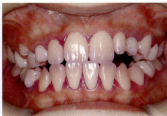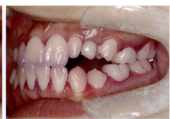

図❹　指導2回目：口腔内写真

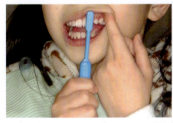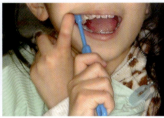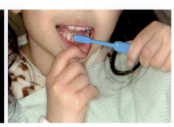

図❺　指導2回目：ブラッシング観察

あった。

> 指 導

以上のような状況から、母子に以下の支援を行った。

①子どもに対して：「歯ミガキ合言葉」の暗唱と質問に答えることができたのでほめた（有能感）。プラークの残っている部分について技術指導をした
②母親に対して：「歯ミガキ合言葉」の見守り管理の協力に労いの言葉をかけ、家庭での様子を聞いた（個室で母親と面談）

> 術者の感想

子どもには積極性と安定感がある。やる気の評価では、「やる気」は出ている（外発的動機づけの「同一化的」）と判定した。

> 疑問点
>
> ①指導前にプラークのあった上下の側切歯・犬歯部で、どのように歯ブラシを使うか、確認の必要あり
> ②歯ブラシの持ち方を確認すること

指導3回目

3回目概要

2回目の指導から9日後に来院し、「歯ミガキ合言葉」と家庭での状況を聞いた。

- **歯みがきコーナーでのチェック（P.48、94参照）**

前回と同じ観察をしたが、すべてクリアしていた。「歯ミガキ合言葉」は、スラスラと言うことができた。唾液を出す回数は、指導1回目の2回から5回に増加した。

子どもが練習したと言ったので、いつ練習をしているのかと質問したところ、「練習は夜に行い、みがくのに5分以上かかる」と話していた。歯肉の境目をみがくことが難しかったとのこと。

- **口腔内状況：（図6）**

上下歯列の頬側にはほとんど問題がなく、$\overline{7E|}$の舌側にプラークが少し残っていた。PCRは4.1％であった（図7b）。

- **前回の疑問点の解答**

> ①側切歯・犬歯部のみがき方は、歯みがきの順番どおりに歯ブラシを移動させていることを確認した
> ②歯ブラシの持ち方については、2点摘まみの可能性があったが、実際にはパワーグラスプを時々していた（表1）

01 清掃達成度が低い子ども

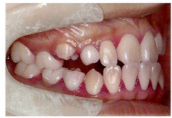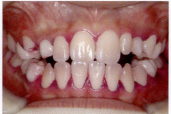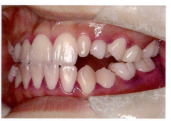

図❻　指導3回目：口腔内写真。頬側にプラークはほとんどない

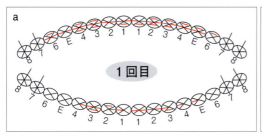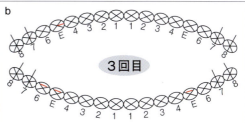

図❼　a：指導1回目。プラークは上顎歯に多い。PCRは、53.1％である。b：指導3回目。PCRは、4.1％である

指 導

以上のような状況から、モニターで指導前後の写真を見ながら、以下の支援を行った。

①子どもに対して：夜、練習していることを評価した。清掃達成度が高いので、自信をもつようにと話した（有能感）。今後も「歯ミガキ合言葉」の暗唱を事前に行うことを指示した
②技術指導：3点摘まみの握り方を指導した
③母親に対して：子どもはよくやっているので、このまま見守るようにと伝えた

術者の感想

子どもは「歯ミガキ合言葉」を自然に受け入れていた。「やる気」がさらに向上したことを感じた。

02 親に言われてみがく子ども

> **POINT !** 清掃自主態度の改善から徐々にみがけている実感を得て、家族全体に好影響をもたらしている

指導1回目（8月30日）

初回概要

- **家族状況**

患者は11歳1ヵ月の男児で、4人家族（父47歳、母44歳、本人、妹9歳）の長男である。

- **歯みがき回数、清掃状況**

家族の歯みがき状況は、父、母、妹、本人が1日3回（朝・昼・夜）であった（**図1**）。ただし本人は、休日の朝と昼はみがかなかった。夜は、週3回ほど母親から「歯をみがいた？」と声をかけられて歯みがきを開始していた。他の4日は午後9時半ごろにリビングでみがき始め、約1分間おおまかにみがいた後、母親に2分ほど仕上げみがきをしてもらっている。

仕上げみがきについて、本人は「よくわからないけど、前からしてもらっているのでそのままにしている」と話していた。母親は、仕上げみがきをこのまま続けてよいのか、迷っていた。

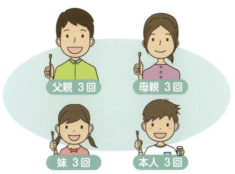

図❶　家族の歯みがき回数。本人の3回は、母親の声かけにより確保されている

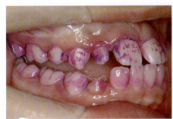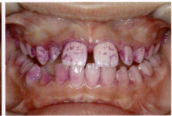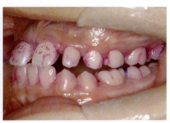

図❷　指導1回目：口腔内写真。11歳1ヵ月の男児。PCRは72.9%である

▪ **口腔内状況（図2）**

歯列全体にプラークが点在していた。前歯部では唇面と歯間に、臼歯部ではおもに歯間にプラークが付着していた。PCRは72.9%であった。今朝は当院に来るので母親がみがいたとのこと。母親は、染め出し後の口腔内を見て、みがいたのに汚れがたくさんあり、がっかりしたと話していた。

▪ **ブラッシング技術観察（表1・1回目）**

みがくときに鏡を見ず、歯間部をみがかず、さらに回数が不足していた。唾液は出さなかった。

表❶ ブラッシング技術観察。○印は良好な評価を、×印は不十分な評価を意味する。数値は回数を示す。×印の数は、技術のレベルを示す

評価項目	評価基準（○・×）	1回目	2回目	3回目
1．鏡を見ている	はい・いいえ	×	○	○
2．目線が歯に集中している	はい・いいえ	×	○	○
3．歯ブラシの握り方	十分・不十分	○	× （左手の添え方）	○
4．手の動かし方　利き手（右）	器用・不器用	○	○	○
5．口唇挙上	十分・不十分	○	○	○
6．歯みがき圧	適当・強弱	○	○	○
7．回数／1歯について	十分・不十分	×	○	○
8．歯頸部・歯間部に当たる	はい・いいえ	×	×	○
9．唾液の回数（　　回）	回数・出さない	×	3	3

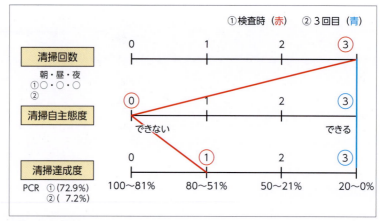

図❸　TBI 評価チャート

評価

　評価チャート（**図3**）より、本症例の問題点は進んでみがく「清掃自主態度」がとれないこと、プラークの清掃状態を示す「清掃達成度」が低いこと、そして自立時期を過ぎても行われている母親による声かけと仕上げみがきであった。指導対応表（**表2**）より、Cタイプの指導が必要と判断した。

表❷　指導対応表。清掃自主態度と清掃達成度に指導が必要である（Cタイプ）

該当するところに レ印をいれる　　日時：　　氏名：　　年齢：11歳1ヵ月		
分類と対応 尺度	習慣分類	初日の対応
清掃回数	☑ 維持・促進タイプ ☐ 回数指導タイプ	子：回数ノート
清掃 自主態度	☐ 維持・促進タイプ ☑ 自主性指導タイプ 【母子関係：干渉の種類】 ☐ 母親がみがく ☐ 言葉による指示と後みがき ☐ 言葉により指示、途中・重点部位の指示、終了後のチェック ☑ 言葉による指示 ☐ 母親指示を出すが、子どもはしない（母親のコントロール破綻） ☑ 子どもが自主的にみがいてから、後みがき ☐ 母親指示を出すが、子どもは歯みがきを終了している	子：「清掃自主態度を育成する会話」説明と会話練習（お母さん、歯みがきしてくるよ！） 自主態度ノート 母：指示の言葉を控えるよう依頼
清掃達成度	☐ 維持・促進タイプ ☑ 達成度指導タイプ	子：「歯ミガキ合言葉」説明と暗唱練習 「歯みがき順序」の暗唱練習 開始前に言うこと指示（事前準備）

> 指 導

　歯科衛生士と歯科医師で10分ほど情報の整理と指導方針について協議したのち、母子に以下の支援を行った。本症例では、清掃自主態度の改善を初期の目標とした。

①**母親に対して**：声かけと仕上げみがきを控えることを依頼した（関係性の改善）
②**子どもに対して**：「歯ミガキ合言葉」を説明し、発声により記憶させた（清掃達成度の改善）。みがく場所をリビングから洗面所に変更することを指示した
③**母子に対して**：母子で「自主態度を育成する会話」の発声練習をした。子どもに自主態度ノートを、母親には説明書を渡した（清掃自主態度の改善）
④**基本技術指導**：歯肉の境目と歯と歯の間の場所の確認とみがき方を指導した。次に、「歯みがき順序」を暗記させながらみがかせた（清掃達成度の改善）

> 術者の感想

　「自主態度を育成する会話」は、すぐにできた。みがいている様子は予想より器用で、母親の援助は必要ないように思えた。子どもは言葉少なで、小さい声で話をしていた。自律していない印象。母親は、積極的で反応のよい人であった。

指導2回目（9月5日）

> 2回目概要

　初回の指導から6日後に来院し、まず「自主態度ノート」を見た。次に、「自主態度を育成する会話」と「歯ミガキ合言葉」の様子を聞いた。

- **自主態度ノート（表3）**

　1日に3回とも◎の日が4日あった。9月3日の夜に、1回×印があった。本人が食後に言うことを忘れ、母親が「何か言うことはないの？」と言った。このあと、「自主態度を育成する会話」を練習しなかった。母親は、仕上げ

みがきをやめていた。

- **歯みがきコーナーでのチェック**

「歯ミガキ合言葉」を暗唱でき、内容のチェック項目7つをクリアした（P.48、94参照）。家庭では、みがく場所をリビングから洗面所に変えた。「歯みがき順序」を言える。

- **口腔内状況（図4）**

プラークの量は前回より相当少なくなったが、大臼歯部では歯頸部と歯間部に、前歯と小臼歯部では歯間部に少し残っている。口腔内状況について、本人は「お母さんにみがいてもらったときより、歯がつるつるしている」と言った（**有能感の自覚**）。

- **ブラッシング技術観察（図5、表1）**

みがくとき、左手の使い方がぎこちなかった。臼歯部では、歯ブラシが目標の場所からずれていた。

> [!NOTE] 指 導

以上の状況から、母子に次の支援を行った。

①**母親に対して**：声かけと仕上げみがきをやめたことに対して、労いの言葉をかけた（関係性）。×印のときは、「自主態度を育成する会話」を練習するように指示した（個室で母親と面談）
②**子どもに対して**：「歯ミガキ合言葉」の暗唱ができたので、努力をほめた（有能感）。歯みがきに自信をもつよう励ました
③**母子に対して**：母子で「自主態度を育成する会話」の発声練習をした（自主態度）
④**技術指導**：左手の使い方と臼歯部のみがき方を指導した

> [!NOTE] 術者の感想

ブラッシング技術が十分ではない。やる気の評価では、「やる気」は出ている（外発的動機づけの「同一化」）と判定した。

表❸ 自主態度ノート（8、9月）。◎印は清掃自主態度がとれたこと、×印は母親の声かけによりみがいたこと、「しない」は、みがかないことを意味している。8月29日の記録は、1回目の指導日に前日の様子を聞いて記入した

	金	土	日	月	火	水	木
朝	29 しない	30 指導日 母がみがく	31 ◎	1 ◎	2 ◎	3 ◎	4 ◎
昼	しない	しない	◎	◎	◎	◎	◎
夜	◎	◎	◎	◎	◎	×	◎
朝	5 指導日 ◎	6 ◎	7 ×	8 ◎	9 ×	10 ◎	11 ◎
昼	◎	しない（外食）	◎	◎	◎	◎	◎
夜	×	◎	◎	◎	◎	◎	◎
朝	12 指導日 ◎	13 ◎	14 ◎	15 ◎	16 ◎	17 ◎	18 ◎
昼	◎	◎	◎	◎	◎	◎	◎
夜	◎	◎	◎	◎	◎	◎	◎

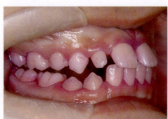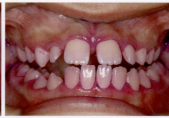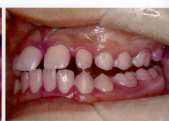

図❹ 指導2回目：口腔内写真。PCRは21.8％である

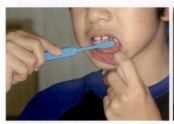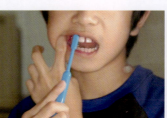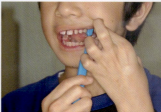

図❺ 指導2回目：ブラッシング観察。部位は、歯肉の境目（|2）と歯と歯の間（2|1・|5 6）である

指導3回目（9月12日）

> 3回目概要

　2回目の指導から7日後に来院し、まず「自主態度ノート」を見た。
- **自主態度ノート（表3）**

　1日に3回とも◎の日が、3日あった。×印は3回あった。このうち2回は朝である。母親は、テレビを観ている本人に、「歯をみがきなよ！」と声かけをしたとのこと。このあと翌日に備えて「自主態度を育成する会話」を練習していた。今回は、×印のときの対応を気にかけている様子がうかがえた。
- **歯みがきコーナーでのチェック**

　「歯ミガキ合言葉」と「歯みがき順序」の暗唱ができ、家庭でも問題はなかった。
- **口腔内状況（図6）**

　6遠心部にプラークが少し残っていたが、全体的によい状態であった。
- **ブラッシング技術観察（表1・3回目）**

　臼歯の歯頸部、歯間部にブラシが届くようになった。

> 指　導

　以上の状況から、母子に以下の支援を行った。

①**母親に対して**：声かけをさらに控えるように指示した（関係性）
②**子どもに対して**：「歯ミガキ合言葉」の暗唱ができたので、努力をほめた（有能感）
③**母子に対して**：母子で「自主態度を育成する会話」の発声練習をした（自主態度）。今後も会話を続けるように激励した
④**技術指導**：側方歯をみがくとき、左人差し指をもっと奥に入れるように指示した

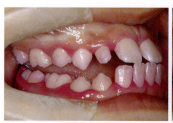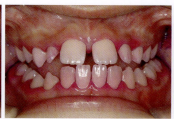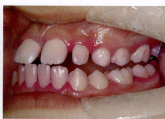

図❻　指導3回目：口腔内写真。PCRは7.2%である

> 術者の感想

　本人は前向きの様子で、妹にみがき方を教えていた。家族ぐるみでよい状況であるように思えた。母親は今回の写真を見て、「こんなにきれいにみがけるのね」とうれしそうに話していた。

結びと展望

　歯みがきの習慣形成を目指し、「子どもの心に響く歯みがき習慣指導」について述べました。
　この指導では、学童の歯みがき習慣を「清掃自主態度」、「清掃回数」、「清掃達成度」の3つの尺度で捉えています。そして尺度間の相互関係を表す図形（歯みがきダイヤ）は、自ら行動を開始する「清掃自主態度」が歯みがき習慣の要であることを示しています。これは、一人でできるようにするという、「しつけ」の教育目標と一致しています。また、清掃自主態度をとらせることで技術指導と回数指導が容易になります。
　習慣化には「やる気」が必要ですが、心理学の自己決定理論により「他律から自律方向に移行していく心の変化」を知ることができます。この理論を構成する、関係性、有能感、自律性（自主態度）は、習慣形成要因の扱いと「やる気」を起こさせる心のコントロール方法を示しています。この仕組みを理解することで、依存化して行動する子どもに心の発達を促し、自主態度をとらせることができます。
　脳を構成する灰白質と白質は、環境に適応するために変化、発達します。脳科学の進歩は、歯みがきなどの基本的生活習慣の習慣化には、「可塑性」に関係しており、脳の発達の知見に基づく学びやすい時期があることを示しています。
　歯みがきの習慣形成は、以上のように心の発達と脳の構造変化の時期に行

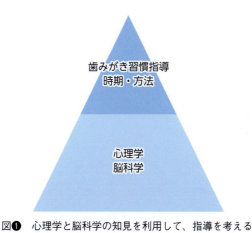

図❶　心理学と脳科学の知見を利用して、指導を考える

われます。したがって、今後も指導方法の進歩には心理学の知見と脳科学の最新情報が必要です（**図1**）。

　このような知識をもち、「しつけ」の途上にある習慣未形成群の母子の立ち位置を把握して指導にあたります。その際、子どもに「一人で頑張りなさい」と言うのではなく、状況に応じて初めに「歯ミガキ合言葉」、「清掃自主態度を育成する会話」、「歯みがき順序」などの関係性や有能感、清掃自主態度にかかわる簡単な「課題」を与えます。そして、子どもからフィードバック[1]された情報をもとに、会話をしながら関係性・有能感・自主態度をコントロールして、心のあり方を自律の方向（やる気）に変えていきます。この「課題」を与えるサポートにより、習慣形成の速度と強度が上がることを期待します。

【参考文献】

1 ）Hattie J: VISIBLE LEARNING, A Synthesis of Over 800 Meta Analyses Relating to Achievement, Routledge, 2009.（Jハッティ，山森光陽（監訳）：教育の効果 メタ分析による学力に影響を与える要因の可視化. 図書文化社，東京，2018.）

あとがき

　「歯みがき習慣指導」は、とくに学童期の子どもにとって重要なものです。この時期の指導は、歯の健康に止まらず、その人の将来の資質や能力に影響を与える可能性があります。指導に当たる方には、子どもが早い時期に自律する手助けをしてほしいと思います。「歯みがき習慣指導」は、子どもが"生き生きしてくる"やりがいのある仕事ですから、自信と誇りをもってほしいと考えています。

　本書で紹介した習慣指導法は、3つの基礎研究論文と「歯みがき習慣分類システム」というコンピュータプログラムが礎になっています。この深い知識とプログラムの使用経験をもとに、指導に当たる方が容易に使うことができるかたちにしました。習慣形成の要因に興味のある方は、論文をご覧いただきたいと思います。要因の組み合わせは、"なるほど"と思わせるものです。

　研究を開始した当初は、洞窟をカンテラで照らしながら探検するという雰囲気でしたが、年月を経て、知識と経験を書籍という形で結実させることができました。この間、多くの方から激励と支援をいただきました。

　まず、統計解析で指導をいただいた駒沢 勉先生に深く感謝の意を表します。また、研究論文にご支援をいただいた三浦不二夫先生、英語論文で激励と指導をいただいたT. M. Graber先生に厚く御礼を申し上げます。プログラムを作成していただいた濱田洪一氏に深謝いたします。そして、臨床現場で協力をいただいたスタッフの澤本みゆきさん、足立順子さんに感謝の意を表します。

　出版に際しては、デンタルダイヤモンド社の木下裕介様、佐久間裕美様に多大な協力と助言をいただきました。改めてお礼を申し上げます。

2019年10月
鯨井　正夫

● 著者プロフィール

鯨井正夫（くじらい まさお）

1975年	東京歯科大学 卒業
同　年	高橋歯科矯正研究所（東京）・研究生入所
1981年	米国シカゴ大学矯正歯科大学院 卒業 修士取得
同　年	長崎大学歯学部 助手
1985年	クジライ矯正歯科 開業
2001年	東京歯科大学 博士（歯学）取得
2005年	東京歯科大学薬理学講座 非常勤講師（2016年まで）
2012年	開業地を移転
2015年	日本臨床矯正歯科医会 アンコール賞受賞

- 日本矯正歯科学会 認定医
- 日本臨床矯正歯科医会 会員
- 米国矯正歯科学会 会員
- 日本顎変形症学会 会員

心理学を活かした
子どもの心に響く歯みがき習慣指導

発行日	2019年11月1日　第1版第1刷
著　者	鯨井正夫
発行人	濱野　優
発行所	株式会社デンタルダイヤモンド社
	〒113-0033 東京都文京区本郷 3-2-15 新興ビル
	電話 = 03-6801-5810 (代)
	https://www.dental-diamond.co.jp/
	振替口座 = 00160-3-10768
印刷所	能登印刷株式会社

ⓒMasao KUJIRAI, 2019
落丁、乱丁本はお取り替えいたします

- 本書の複製権・翻訳権・上映権・譲渡権・公衆送信権（送信可能化権を含む）は㈱デンタルダイヤモンド社が保有します。
- 〈JCOPY〉〈(社)出版者著作権管理機構 委託出版物〉
本書の無断複写は著作権法上での例外を除き禁じられています。複写される場合は、そのつど事前に(社)出版者著作権管理機構（TEL:03-3513-6969、FAX:03-3513-6979、e-mail:info@jcopy.or.jp）の許諾を得てください。